康复概念系列

旅程

真理概念国际机构 写作小组：

米莉·蕾斯 理科教育硕士 执证心理咨询师
宝丽·邦亭
雪莉·纽恩斯旺德

特别赞助 克林特·赛本

封面设计:帕姆·加斯根, 怀恩城, 阿肯色 72396

审译:朱临湘博士；廖可博士
翻译:王祥卉
特别感谢:甘丽娜；姜丽达；戴安·培根；麦克·梅锐迪斯；罗
辉；王贞元

真理概念国际机构

邮箱 1438
怀恩城 阿肯色州

info@conceptsoftruth.org
www.conceptsofruth.org

870.238.4329

ISBN-13:978-0-9849652-2-9
美国国会图书馆编录原版为2012941080

生活是有不同道路的旅行；有不同的参观地方；有不同的方式到达目的地，或走，或跑，或乘车。本项学习将是一条少有人走的路，因为堕胎康复并不容易。但是，这将是一生中值得的尝试*!!*

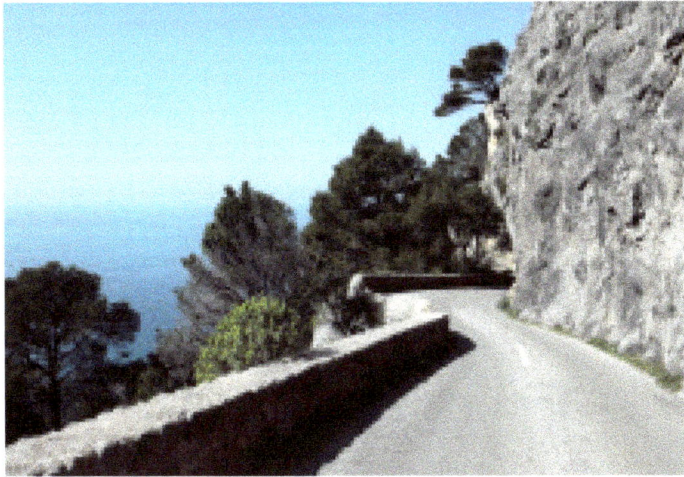

"你们必定认识真理，真理必定使你们自由。"

约翰福音 8:32

"我读了真理概念国际出版的堕胎康复教程《旅程》，发现它基督教义坚实并有临床实践意义。这宝贵的，具有完整体系的，并且精心编写的教材无疑会强有力地帮助治疗，成长，和救赎那些曾经有强烈的个人耻辱和创伤故事的人。它专业地又富同情心地处理堕胎后康复的痛苦和悲怆，既直接又深刻。我大力推荐此教程。"

贾里德·平格顿，心理学博士
关注家庭咨询机构董事

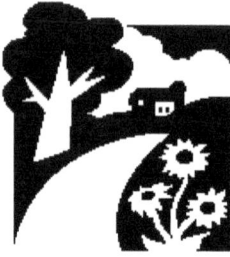

"当一个孩子死去，这死总来的不是时候。孩子死时，梦随之消失；因我们潜能随之失丧，我们变得弱小。尽管死亡是生命的一部分，但一个孩子的死，从很现实的意义上说，是非自然的，并具有破坏性的和持久性的影响。"

（p. xv, 医学所，2003）

来自理事：

这项康复计划要纪念那些因堕胎而死的胎儿，尤其是为我的女儿吉尔·阿莉森·蕾斯而写的。这计划是写给母亲，父亲，姐妹，兄弟，以及其他所有受到堕胎影响的亲戚朋友。提前离开我们的胎儿就像一个正常生命一样，可以影响到很多人。在此，我感谢所有真理概念的工作人员，以及堕胎康复国际热线，感谢你们对此工作不懈的热情。你们都如同神桂冠上的珠宝！

特别感谢我的丈夫戴尔，感谢你多年来无条件的爱和支持，尤其是在这个项目上对我的耐心。同时，感谢本书的作者宝莉·邦亭和雪莉·纽恩斯旺德，及丹尼斯米克森和戴安·普甘的编辑。你们的付出是无价的！感谢你们无数个小时的辛勤工作，及你们付出的天赋和创造力。特别感谢克林特·赛本为本书所作写的"一个男人的视角"。总而言之，本书最根本的出发点是为了神的荣耀。愿许多人从沉默的羞愧和堕胎的痛苦中痊愈，愿我们能替那些死去的胎儿说话。

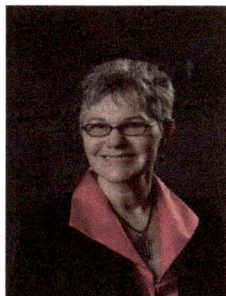

米莉·蕾斯，理科教育硕士　执证心理咨询师
真理概念国际机构创始人兼董事

见证

治疗是个旅程,在每一步都会面临两种选择,或者停留不前,或者鼓起勇气再向光明迈一步。我为你选择迈这一步感到骄傲。可能有时,就如你来到一个治疗加油站,你可能会犹豫甚至害怕面对你有堕胎的过去。让我用这句话来鼓励你,"绝不是只有你一人。"这里有人曾和你一样,现在他们为你祈祷并会一直陪你走过这次康复行程。在经历堕胎后,你能找到内心的平静。

不管是自愿的,不得已的,还是受逼迫的,虽然每个堕胎的故事因人而异,但堕胎的痛苦却都很真实。不管我们的文化习俗背景是什么,一些共同的情感如心痛,羞愧,内疚和绝望都编织在每一个故事里。1986年,因被强奸我有过一次堕胎。我过去交往的一个人醉醺醺的出现在我门前。我被任何可想象的方式侵犯,那次经历中的种种感受让我透不过气,我选择把它们深埋在心里并尽量忽视它们。

在第一次堕胎后6个月内我第二次堕胎。那时我已深深拒绝面对现实,因而第二次堕胎似乎对我来说更容易一点。布拉德是我那时的男朋友,他和我一起去堕胎,这也是我们共同的决定。这件事让我们即使在结婚以后,仍然羞愧难当,很多年我们都避免提及它。

在第二次堕胎的同一天晚上,由于堕胎不完全,我经历剧痛和高烧,不得不去医院做刮宫手术,这让我更加羞愧。当听到医生所说的话,看到眼前的现实...我谋杀了我的宝贝,我谋杀了我的孩子!我的心不断下沉,眼泪开始滑落。我唯一可拥有的两个孩子已到天堂,我给他们选择了死而不是生。

但是赞美神,我知道我已被宽恕!因神的恩典,我和布拉德仍然在一起,事实是我们两个一起经历了堕胎治疗。在2008年,我们参加了由真理概念为夫妇提供的周末治疗。我们十分感谢戴尔和米莉,他们陪我们走过了路途中的每一步!现在我们能承认我们所做的事,接受宽恕,并能够继续向前走。从那以后,神为我打开了很多门,其中包括成为真理概念的一员,和全国堕胎康复热线工作。没有比和别人一起分享真理并让他们知道康复是可能的和可以的更高兴的事了。

我十分感谢这次和米莉以及宝莉写康复概念《旅程》这本书的机会,因为又一次我可以使用神给我的恩赐他的王国服务,所有的荣耀归他。

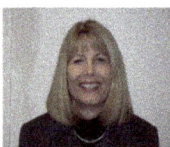

雪莉•纽恩斯旺德,市场拓展部及写作组成员
俄亥俄州 真理概念国际机构

目录

序言 8 页

第一章 我在哪里？10 页

第二章 绘图者 24 页

第三章 旅伴:慰籍和否认 38 页

第四章 生气导致的路障 56 页

第五章 与宽恕同行 68 页

第六章 抑郁之谷 80 页

第七章 神背着我们走 92 页

第八章 放手 100 页

第九章 继续旅程 114 页

文献 124 页

荐言 125 页

小组周末日程 127 页

评价 128 页

关于作者 130 页

"把你的伤心话说出来吧。 要是哀痛不能倾吐，
你会心碎。"

~威廉·莎士比亚

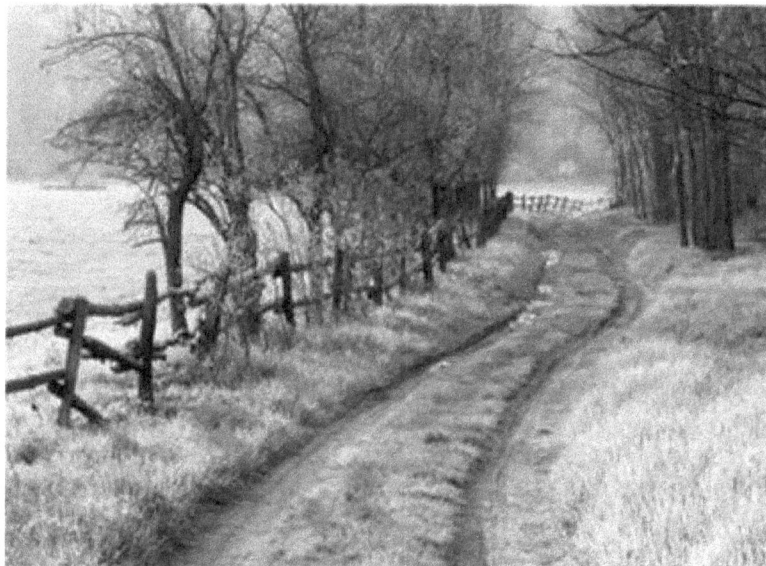

序言

千里之行,始于足下,你的堕胎旅程也一样。这可能是一个你经常拜访的地方,或者是一个隐藏的很深的地方以致你都不确定怎么找到回走的路。不管什么情况,请相信在这个旅途中你不是一个人。我们会一直陪伴你走过每一步,帮助你度过这条有时多砾石的,不平坦的路。同时,耶稣基督将会是我们的灯,他会解释每一步并且总会在我们绊倒时扶住我们。

我想鼓励你们说,在旅程结束时你会找到更大的自由。约翰福音 8:32 告诉我们 "你们必晓得真理,真理必使你们得自由。" 这个圣经学习是关于找到真理并驱除这些年来你对自己的谎言。这是有关帮助你理解神就是爱,他想要给你自由。不管过去发生什么,神都爱你。这是有关帮助你理解在圣经的承诺下围绕堕胎的悲伤。从我自己的生活中,我已懂得耶稣知道在我的治疗旅程中我所处的情况。因为这是个旅程而不是终点。你所走的每一步只是简单的引导你走向下一步...下一个需要上帝的光照亮的地方。

你将会发现你在堕胎康复旅程所走的每一步,会使你变的更坚强,而不是更软弱。你带着一个很重的包袱上路。包袱里有诸如悲伤,拒绝,生气,不可原谅,羞耻,内疚,还可能有抑郁或者孤独。事实是我们的包袱里都有东西,每个有小小的差别,但基本上差不多。在本次旅程中我们会沿途解开包袱。把一些我们不再需要的东西丢弃并用神给我们的东西填满包袱。他装备我们因而我们可能走进自由中。

神在以赛亚书61:3 承诺给我们喜乐代替悲哀,华冠代替灰尘,赞美代替泪水。这些在这次非同寻常的治疗旅程中你都将经历到。万事开头难,感谢你选择走出第一步。我相信这以后的每一步都将带你更靠近耶稣里真正的自由。

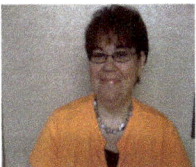

宝莉·邦亭 写作小组成员
真理概念国际机构

一个男人的视角

我知道拿起这本书并开始通向自由旅程，对一个男人来说需要很多勇气，并且选择这一步并不容易。约翰福音15:5 说，"我是葡萄树，你们是枝子。常在我里面的，我也常在他里面，这人就多结果子；因为离了我，你们就不能做什么。"

当我经历堕胎时，这节经文出现在我脑海里。我认定我已拥有这一切，而且我肯定不需要帮助。我以为我不需要帮助，并且我尤其不需要周末疗程或者圣经学习来谈论整个事情。

在我青少年时期，我曾是两次堕胎的主角，我是婴儿的父亲。不管你是否像我一样任由堕胎发生，或者你只是在事发后才知道此事，或者你迫使对方堕胎，有一点是共同的我们不能改变过去。但我们需要知道婴儿们已和耶稣在一起并从那一时刻起他们一切都好，现在我们要帮助你，希望你可以感受到神希望你拥有的自由，并为和你的孩子重逢做好准备。请相信我，如果你和我过去一样，认为这个治疗只是为女人办的，那你就错了！

在治疗中，你可能会遇到一些令你不舒服或者不自在的地方，但请你相信，你一定不会后悔加入到治疗中，你会发现正如我说，这一切是是值得的。

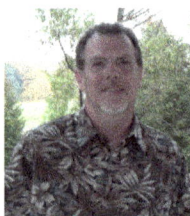

克林特·赛本，小组作者
俄亥俄州 真理概念国际机构

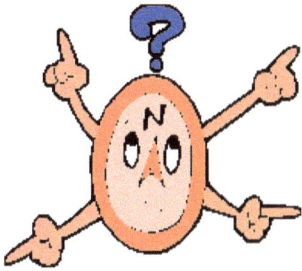

第一章

我在哪里？

不管用什么样的导航工具，当你开始任何旅程，你必须知道的两件事是你的起点和终点。这次特殊的旅程，可能对你有难度。如果这是你第一次回顾你的堕胎经历，那么你可能不是很清楚该从哪里开始。对那些经常回顾这个经历的人，你可能已经知道从那里开始。不管哪种情况，我们希望让圣灵带领我们确定哪些方面我们需要治疗。决心为堕胎哀悼是为了寻求神的心和他的救赎的目的。（为堕胎伤心的过程中，我们以寻求神的心和他的救赎为目的。）所以本次旅程的第一步开始于你许可自己的哀痛。允许自己哀悼，也允许治疗。对我们所有的人来说，经历和处理生活中的创伤和损失的过程也是一个叫人哀悼的过程。

在堕胎康复中悲伤是被"剥夺的"——由于社会不允许我们哀伤。剥夺的意思是"用强制的方法夺去合法权利或者一些特权或者豁免"。（韦氏网上字典）因而我们的悲伤变的很复杂，并分成很多层面，或者拽住我们的情绪和思维系统不放。就如人的指纹一样，每个人对悲伤的反应都是不尽相同。一个尺码并不适合所有人。根据伊丽莎白·库伯·勒罗斯的理论，你的康复旅程是你独有的，然而我们都会经过悲伤的阶段。这些阶段是否认，气恼，僵持，抑郁和最后接受五个阶段。（库伯勒·罗斯，1969）

对于那些自愿或者不得已选择堕胎而失去一个孩子的人来说，在最初的阶段会让我们感到一种释然：因为让我们感到有些心理负担的不是一个"婴儿"，而是计划外怀孕。因此，孩子流掉了，我们为省去突然怀孕带来的压力和/或者麻烦松了一口气。一个自愿选择堕胎的女人可能说，"我很高兴我没有怀孕了，现在我可继续以前的生活。"男人可能会说，"我很高兴我不用再承担任何责任了。"对那些不得已选择堕胎的人，比如一个女人可能会感到她的怀孕会给家庭带来耻辱和压力，她可能会说："我很高兴这件事结束了。"，她的家庭成员可能会说："我很高兴我能为我女儿，老婆/女朋友解决这个问题。"然而，轻松的感觉只会持续很短的时间。当你已经做过的事，堕胎或参与过堕胎已成现实，否认成为主导。对于那些被强迫堕胎的人，他们很可能没有经历释然的感觉因为堕胎是违背他们的意愿，是强迫的，他们可能直接进入否认阶段以保护自己远离现实的创伤。否认保护他们不受诸如生气和抑郁情感的伤痛。需要再次强调的是，每个人处于每个阶段的长度有所不同。对于我（米莉），我经历了12年的否认时期。我不承认我的孩子是一个"婴儿"。我被告知那只是个身体组织。诚实的说我那时并不认为我扼杀了一个婴儿的生命。我相信我所听到的话。对我来说扼杀一个人的生命是难以置信的，所以我极力否认它以至于我没有意识到此阶段的悲伤。

这个现实对我来说太苛刻。用诸如以下理由更容易说服自己：这是个合法的医疗程序，是我作为女人的选择权利，和这个决定对孩子和对我都更好。

通常我们很难从否认中走出，否认很容易也让我们自我感觉良好，否认难以打破，我们渐渐习惯，并未觉得不妥。我们常常呆在否认里时间太长以至于忘记我们同时在否认其他的现实。

有时你看到胎儿发育的照片或者模型，并面对你打掉的婴儿就是人——尽管是在发育初期，真理呈现出来。当你计划怀孕/希望怀孕，在看到胎儿的发育为人，在你第一次抱着你的婴儿时，否认得以打破。当你转向神并开始追随他，他就会向你展示在他话语里的真理，真理会摧毁你生活中的否认之墙。

否认打破的时候，我们可能会对未知感到害怕并常常气恼。我们会为此事责怪他人。这个人可能是诊所的医生，对我们的选择，他没有告诉我们足够的知识。这个人可能是那个让你感到受逼迫或者威胁而做出决定的人。对于男方，他们常常别无选择或者对决定没有发言权。因为我们有损失所以我们生气，我们觉得受到委屈，需要有人为此付出代价。生气可表现为外在的和内在的。不管哪种形式，生气都会成为我们生活中的一种破坏性的力量。要做到远离气恼，你必需宽恕。我们可能会说，"如果他们（我们认为对堕胎需要负责任的人）承认他们在堕胎这事上有份，那我就会原谅他们。""我要他们受到和我一样深的伤害。"我们这样说是因为我们的损失是如此巨大，我们需要知道有人赔偿我们的损失。这一思路的问题是，世界上只有耶稣才能为罪付价。他已经在十字架上付了代价；宽恕，给与或接受，总是从十字架开始。

抑郁，伴随着焦虑或罪恶感会是本次康复旅程的另一个停靠点。我们常尝试为我们的行为辩解和使其合理化。我们变的很自责，自怜，并无法面对我们过去堕胎时期的生活状况。我们可能选择自我药物治疗。滥用毒品和酒精可能乘虚而入，我们寻找任何可以麻木我们的痛感的东西。有人甚至可能用自残的手段来应付痛感。有人宁愿自杀。要远离抑郁就是要追随神并放过我们的气恼，痛苦，和不宽恕。很多次，我们试着和他或别人立约以试着补偿损失。但是**宽恕**是本次治疗旅程的很重要的一站，在那里我们将开始以神的看法来看事情。我们将卸下包袱里的重物而装入神的大爱。

本次康复旅程的最后一站是**接受**。这是以希望的态度看待我们的过去，现在，和将来。在这里我们能接受自己是谁并步入到神希望我们成为谁的蓝图里。我们知道尽管我们的旅程漫长且艰难，但它使我们一步步成长，而且我们现在更坚强的面对我们余下的行程和我们最终的目的地。这需要我们接受神的恩惠，允许他带着我们，并且在日常生活中练习。

真理概念的写作成员都经历过堕胎的痛，但是已经得到治愈并可帮助别人。每一个堕胎的经历都有它独特的情况，但需要为失去的孩子悲哀的普遍性是相同的。

我们都经历过悲伤；我们用自己的方式承受它。在堕胎康复国际热线，我们听到从12岁到84岁不同年龄的人讲述堕胎后的伤痛（真理概念）。这些人包括母亲，父亲，祖父母，和兄弟姐妹；甚至阿姨，叔叔，以及亲密的不亲密的朋友。堕胎影响到的人就如一个生命个体可以影响到的人一样多。

　　我们相信在治疗堕胎经历的过程中我们需要一个安全的地方。我们在这里聆听，给与帮助，并接收反馈，祈祷，和回答问题，带领你参与一些活动，并陪伴你走过每一步。我们鼓励你继续这次通向自由的康复旅程，因为这个过程中将没有贬低，谴责，羞辱，或者威胁。本次学习充满着由那些我们曾经经历过的人的爱，因此，鼓起勇气 ...你并不孤单。

　　以下问题将会帮助你明白你处于本次旅程的什么位置并向你揭示堕胎是怎样影响你的生活的。虔诚的回答每一个问题，允许神开始用他的光照亮你的心灵。

　　1. 当堕胎和周围的情形浮现在脑海，你的反应是什么？

　　2. 你尽量避免什么样的有关堕胎的提醒？

　　3. 当你听到堕胎或听到别人谈论堕胎，你的第一感觉是什么？你的身体有什么反应？可以画张能表达你的感觉的画吗？

　　4. 读此章时，在那个地方你会觉得哀痛？（备注：在不同的阶段往复摇摆是正常的。）

5. 有没有一个或者几个人让你产生强烈的负面情绪？比如，你可能憎恨父母，兄弟姐妹，婴儿的父亲或者母亲。你认为这其中某些人应该对你的堕胎付出"代价"或责任吗？如果有，是谁？

6. 你有没有使用过任何我们前面提到过的应对机制，比如辩解，使合理化，喝酒，吸毒，自残？如果你说到堕胎，你会涌现出什么情绪？

7. 你感到堕胎以什么方式，已经影响到你的人际关系？你接近你的孩子或别人时会感到费力么？你会控制，紧拽以及过分依赖人际关系么？堕胎怎样影响你人际关系亲密度的？

8. 想想以前发生的，那些可能在你堕胎时会影响到你的想法的事情。在下面时间表上写下这些正面的或负面的事情。

出生　　　　　　　　　现在

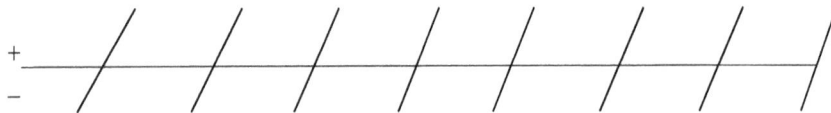

9. 你是否在一些事情上否定自己或者惩罚自己？

10. 描述一下堕胎经历是怎样影响了你和神的关系。

真理加油泵：

"报告耶和华的恩年,和我们神报仇的日子；安慰一切悲哀的人,为锡安悲哀的人穿上装饰,赐给他们华冠代替灰尘,喜乐油代替悲哀,赞美衣代替沮丧的灵。"
以赛亚 61:2b,3

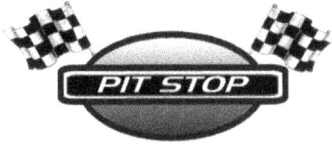

总结问题：
完成以下句子:我这次治疗旅程的目标是...

"这些年来,我相信了一个巨大的谎言,那就是认为应该让悲伤尽快地,悄悄地过去,但是我发现那终生的对悲伤的恐惧使我们进入到一个荒芜的,与世隔绝的地方,并且只有用痛才能治愈痛。"

—— 安妮·拉莫特 "旅行的怜悯"

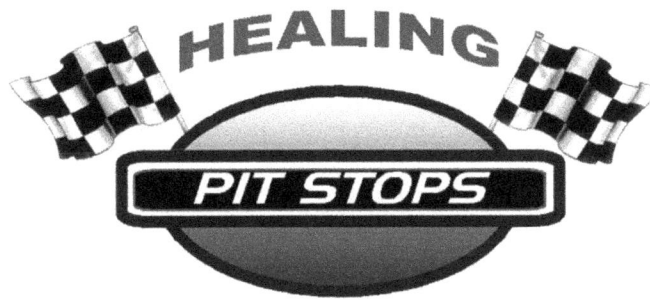

HEALING PIT STOPS

走过**否认**

给他/她以及其他相关人定义**生气**

原谅他人

应对**抑郁**以及内疚和羞愧感

接受上帝的**宽恕**并**原谅自己**

放手 为失去哀悼

接受-学习新的方法来应付不断出现的提示物并继续康复旅程

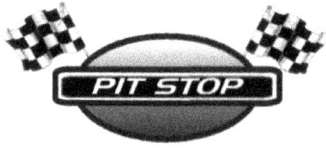

在路上的一组规则...

1. 保密原则。每个人都保证对此次旅程保密, 对不管在任何地方, 任何叉路口所说的话保密。

2. 承诺参与完成全部课程并参加小组活动, 能够也愿意改变, 准时上下课。

3. 有停止旅程和改变方向自由, 只需要向小组解释原因。

4. 不做评判。

5. 安慰其他小组成员会阻止本组进展；因此, 不要安慰别人, 也不要别人来安慰你。

6. 不要个人垄断, 打断别人, 或给建议。

7. 不设任何形式的小团体；比如, 在和整个小组讨论课程以前和任何人讨论课程。

8. 绝对不用任何影响意志的物品或药品。(除非是处方药)

9. 作为神的孩子, 我们同意基本要义, 并不会批评不同教派或学说。

10. 在治疗旅途上, 每个小组成员都要尊重个体差异。

合同 / 参与组员的承诺

(请签名,撕下本页并把本页交给你的小组建导师。谢谢)

所有参与康复概念旅程周末治疗的工作人员,承诺将致力于在整个过程中帮助你,关心你的堕胎经历,倾听,鼓励,并且保护你的隐私。本治疗将由受过堕胎愈合培训的建导师建导。他们可能有或者没有州发的证书。因此,本堕胎康复圣经学习的目的并不是代替专业辅导。在应要求或者由圣经小组建导师认为适当的情况下你可以转到专业辅导。**堕胎康复圣经学习的目的是帮助你在圣经中应许的背景下理解和处理的悲痛的问题。由于悲伤情绪的性质,你在经历恢复的过程中,可能会感到生气,心烦,和/或者抑郁。**因为监督和问责制的缘故,建导师必须预先告知每个小组成员和目前建导工作人员此信息。问卷调查的数据可能用于研究。从此表上采用的任何信息都不会用到你的名字,以保证你的隐私。

在某些情况下,工作人员会被迫打破保密原则:1) 如果工作人员相信你有自杀的危险,2) 如果工作人员相信有虐待未成年的人情况,或者3) 如果工作人员相信你打算伤害别人或者有人正有意伤害你。

我已经阅读并理解上所内容。

我承诺对小组的其他成员的身份及在小组中披露的个人信息保密。我承诺尊重并重视每个小组成员并遵循小组原则。我自愿选择参加由阿肯色州,怀恩城,真理概念国际公司赞助的康复概念旅途周末治疗。

我放弃对阿肯色州,怀恩城,真理概念国际公司的董事会,员工及志愿者由于因参与康复概念旅程周末治疗所产生的,或相关的,任何伤害,身体的或精神的进行索赔。

_____   _____

参与者签名和日期   工整地写下姓名和地址

_____

建导者姓名和日期

堕胎后思维系统

根据雷·寇波尔《在修复碎片中》 1997，"*男人对生活中创伤的反应常常和女人不同。女人，毕竟，事实上婴儿曾经在她们腹中，而男人则更像客观上的伙伴。然而，神对男人和女人回答解决流产后精神上和情绪上的影响是一样的。因此，应在堕胎发生后避免告知男人他和堕胎后的女人有不同的需要，这一点是至关重要的。*"（寇波尔，1997）

堕胎后的男人和女人创建和适应了一套情感上的和心理上的防御系统，这一系统不允许他或她面对现实，他的或她的行为的情绪现实。这个合理化的系统是他们以后情绪上的，心理上的和人际关系问题的基础。合理化系统开始于个体考虑堕胎的那一刻，随着他们找到更多理由杀害自己的孩子，合理性系统继续发展，并在堕胎结束时完成。健全的合理性系统使他们做他们相信他们必须做的事。合理性系统是掩饰真正的情绪，心理，和身体经历；扭曲事实和改变现实以使其符合他或她的行为。（备注：这个系统不适合被强制堕胎的人。）

对堕胎后的男人或女人而言，同时存在的两个系统的思想和情绪发生冲突。合理性系统是基于错误的假设，认为生命是不存在的；即使承认婴儿是有生命的，他或她自己的生活也比婴儿的命重要。而第二个思维系统，它代表现实，真实经历和个人信仰，是会被合理化系统消除的系统。在这个系统里，不曾表达真正的思想，感受，信仰，价值观，和行为。这个系统承载着和堕胎后的男人或女人作出的流产决定相反的信息。为了释放内疚和羞愧，这个系统必须要被承认。内疚和羞愧的真正存在，依赖于在合理化基础上已经接受的，和堕胎后的男人或女人实际经历的之间的冲突。堕胎后的男人和女人真实经历的表达是解决内疚和羞愧的关键问题。

当堕胎的男人或女人实际的情感和身体创伤变的更加表面化，他或她变的能更好的重新控制他的或她的思想，感受，和行为。他或她现在开始"拥有"，"接受"自己的想法和感受——他或她过去必须隐藏或抑制的现实。他或她一旦能把强烈的创伤堕胎经历和其后果表达的越充分，他或她的感受会越好，而且他或她能更好的处理事情。**这不是一个新的概念。自尊的一条箴言是：越诚实的人，越自尊。** 诚实地面对事实和自己的行为后果会加添一个人的正直和尊严。反之亦然。对后-堕胎的男人或女人，接受一个基于错误假设的合理化系统，就是接受一个根本上虚妄和自毁的思想，感受和行为系统。

堕胎后思想系统(继续)

社会机构的反应——对堕胎发生后的男人和女人来说**哀悼**是自然和正常的。必须允许他或她悲伤并对于他们的损失给于支持和安慰。在现在的社会中,堕胎发生后的男人和女人的悲伤情感得不到支持。对多数情况下的死亡来说,社会允许和鼓励幸存者诉说所经历的哀痛和损失。葬礼,守夜和教堂的功能就是为丧失亲人的人提供这样一个地点和仪式/过程。然而,这些丧失亲人的人享有的基本社会制度并不为堕胎后的男人或女人享有。这些堕胎后的男人或女人被弃之,孤立的面对不友好的社会和体制。他或她被置于在社会和体制下的真空中去处理和面对他们的孩子的死亡。家庭成员不愿谈论他或她的孩子这一现实。他们也不愿支持堕胎后悲伤中的男人或女人。家庭的关注成为一个否认。家庭成员增强缄默,不谈论,不交流他或她的堕胎经历,并隐瞒和压制事实和堕胎后男人或女人的经历和相关感受。医学界对处理或承认他们堕胎后的心理的和情绪的后果没有一点兴趣。这个系统实际上是抵制堕胎后的男人或女人得到他们的需要。这个系统的工作人员假定这里没有任何心理上和情绪上的问题是和堕胎相关的(心理的和情绪上的责任)。

葬礼是主要的允许经历悲痛和表达悲痛的社会机制。我们的文化已经授权葬礼这个功能。堕胎发生后的男人或女人不能进入这个系统,因为他或她的孩子的死亡并不被认为是一种社会的和/或个人的现实。

必需有一个全新的方法来处理后-堕胎创伤现象。它必须包括一个新的悲痛过程的定义——由于它关系到后-堕胎的男人或女人被剥夺的需要。这个定义包括重新考虑和讨论否认,生气,讨价还价,内疚,羞愧,抑郁,和接受,因为这些词组都和后-堕胎的男人或女人悲伤过程有关。(特蕊·谢尔比)

文献:

Abortive Woman's Thinking System by Terry Selby, MSW, ACSW -Title and article modified to include men by Concepts of Truth, Inc., 2008

Leigh F.Koerbel in *Fitting the Pieces Together,* 1997, *P.A.M-Post Abortive Ministries*

我的旅程

我的旅程

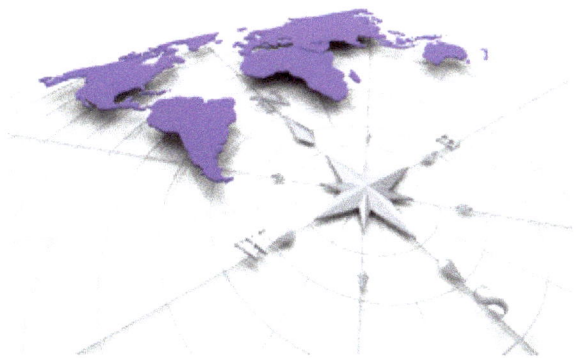

第二章

绘 图 者

绘图者——更确切的名字是地图绘制者。根据韦氏在线字典,绘图者是设计地图并研究它们的人。神他已经绘制了世界,人和事件以及为你的生活做了计划。他爱我们,对每个人都有计划,绘了路径地图。他的终点目标是你和他的关系。然后在那关系中我们度过一生。有人可能对他的存在有疑问;有人可能知道他存在但是不认为他真的关心自己或关心自己身上发生的事;有人把他看作任务掌管者,仅仅等待自己犯错时,给他们当头一棒然后把他们送回原路。有人渴望走进和他的关系里,但是自己每向前走一步时却感到退后了五步。真的有这样一个神,可以让我们向他展示我们所有的伤痛,疑虑,问题,损失,和伤心吗?他会完全接受我们,或完全拒绝我们吗?我们想看到神的品德和他是谁以及他想怎样在我们的生活中展示他自己。当我们能和他的品德和他的赐予面对面的时候,我们就能信任他,向他坦承我们生活中所有的丑陋。

神作为一个创造者可在创世纪的前几章见证。他说话然后事情就像他说的那样发生。世界起初是空洞的,黑暗的和无生命的;他用话把生命带进无形的虚空并制造了我们周围的美丽世界。他爱他的创造,然而,尽管拥有整个天堂,他仍然渴望陪伴。他以自己的形象制造了亚当和夏娃(我们) 并在午后和他们一起散步。神喜欢他们的陪伴并喜欢听他们讲述每一天的新发现。如果你愿意,想象一下,亚当和夏娃找到一个美丽的瀑布然后描述给神听。当然神知道瀑布在那儿因为他创造了瀑布,但是神喜欢听他们向他描述时的兴奋的语气。

神并没有对亚当和夏娃有太多期望。他只给他们一条规则:不要吃善恶树上的果子——看起来很简单的一条规则。神要求我们完全依靠他。我们是他创造的,他也渴望和我们的关系。撒旦利用了我们骄傲的想法——我们比神知道的多,或者说把我们自己置于神之上而引诱了我们,就如撒旦在被踢出天堂之前做的一样。因而,神希望我们在咨询他之前不要做任何决定。夏娃没有做到这点,当她决定吃果子之前没有先问神。

24

夏娃有短暂的, 骄傲的, 独立的想法。她认为这会没事；她认为她可以吃果子并且不会有什么事会发生；她猜想可能神并不知道每一件事。骄傲是羞愧的根源, 因而在亚当和夏娃违背神后他们立刻感到羞愧。骄傲把罪恶之果带入我们生活。我们中大多数在做堕胎决定时并没有问神。如果我们是自愿或不得已做出的决定, 我们认为自己能处理这事。我们认为堕胎是最好的。如果我们确实有过祈祷, 那也是一个很短的祈祷, 而且我们试着说服自己堕胎会没事。事实是神知道我们会做什么选择因为他知道所有的事。即使是被强制堕胎的, 神也知道这会发生并且他也没有阻止。这让我们很难理解, 但是神是如此的爱我们以至于他给我们自由意愿做选择就像他给亚当和夏娃的一样。我们可以选择爱他和顺从他并把自己的需要带给他。他的爱是完全坚定的。(诗篇19:7) 他不会撒谎。(民数记23:19, 20) **他是无所不能, 无所不在, 无所不知。他是绘图者。**

1. 见26页. 读创世纪 1:26, 27 和创世纪 3:1-13, 23, 24. 你对神作为创造者有什么想法？被创造成他的独一无二形象有什么想法？

2. 在本章最后我的旅程的页面上画下你的家谱树。列出家庭关系和/或行为里的正面或负面的模式特征："祝福和诅咒"有时"诅咒"借由没有忏悔的罪从灵魂上留传给我们。(出埃及记 20:5, 6) 是亲情, 信任, 或肯定在控制或表现行为吗？有任何虐待或不幸的模式吗？有没有阻止你了解某个家庭成员的所谓秘密？你有没有被告知你不需要知道？在神为我们设计的蓝图里我们都有"需要知道"和成长的能力。

3. 在你生活中的哪些地方你是躲着神的？你在隐藏堕胎经历的哪那些事？

4. 圣经中有一位妇女她发现自己处于非常危险的怀孕处境。见27页。读创世纪 16:1-16。她的或亚伯拉罕(丈夫) 那种感受和你的有相似处？例举一些在这段时间神已经从你那里看到和听到的事。

创世纪1:26, 27

26神说:我们要照着我们的形像、按着我们的样式造人,使他们管理海里的鱼、空中的鸟、地上的牲畜,和全地,并地上所爬的一切昆虫。27神就照着自己的形像造人,乃是照着他的形像造男造女。

创世纪3:1-13, 23, 24

1耶和华 神所造的,惟有蛇比田野一切的活物更狡猾。蛇对女人说: 神岂是真说不许你们吃园中所有树上的果子么?2女人对蛇说:园中树上的果子,我们可以吃,3惟有园当中那棵树上的果子,神曾说:你们不可吃,也不可摸,免得你们死。4蛇对女人说:你们不一定死;5因为 神知道,你们吃的日子眼睛就明亮了,你们便如神能知道善恶。6於是女人见那棵树的果子好作食物,也悦人的眼目,且是可喜爱的,能使人有智慧,就摘下果子来吃了,又给他丈夫,他丈夫也吃了。7他们二人的眼睛就明亮了,才知道自己是赤身露体,便拿无花果树的叶子为自己编作裙子。8天起了凉风,耶和华 神在园中行走.那人和他妻子听见 神的声音,就藏在园里的树木中,躲避耶和华 神的面。9耶和华 神呼唤那人,对他说:你在那里?10他说:我在园中听见你的声音,我就害怕;因为我赤身露体,我便藏了。11耶和华说:谁告诉你赤身露体呢?莫非你吃了我吩咐你不可吃的那树上的果子吗?12那人说:你所赐给我与我同居的女人,他把那树上的果子给我,我就吃了。13耶和华 神对女人说:你作的是甚么事呢?女人说:那蛇引诱我,我就吃了。

23耶和华 神便打发他出伊甸园去,耕种他所自出之土。24於是把他赶出去了;又在伊甸园的东边安设基路伯和四面转动发火焰的剑,要把守生命树的道路。

创世纪16:1-16

1亚伯兰的妻子撒莱不给他生儿女。撒莱有一个使女,名叫夏甲,是埃及人。**2**撒莱对亚伯兰说:耶和华使我不能生育。求你和我的使女同房,或者我可以因他得孩子(原文作被建立)。亚伯兰听从了撒莱的话。**3**於是亚伯兰的妻子撒莱将使女埃及人夏甲给了丈夫为妾;那时亚伯兰在迦南已经住了十年。**4**亚伯兰与夏甲同房,夏甲就怀了孕;他见自己有孕,就小看他的主母。**5**撒莱对亚伯兰说:我因你受屈。我将我的使女放在你怀中,他见自己有了孕,就小看我。愿耶和华在你我中间判断。**6**亚伯兰对撒莱说:使女在你手下,你可以随意待他。撒莱苦待他,他就从撒莱面前逃走了。

7耶和华的使者在旷野书珥路上的水泉旁遇见他,**8**对他说:撒莱的使女夏甲,你从那里来?要往那里去?夏甲说:我从我的主母撒莱面前逃出来。**9**耶和华的使者对他说:你回到你主母那里,服在他手下;**10**又说:我必使你的後裔极其繁多,甚至不可胜数;**11**并说:你如今怀孕要生一个儿子,可以给他起名叫以实玛利,因为耶和华听见了你的苦情。(以实玛利就是神听见的意思)**12**他为人必像野驴。他的手要攻打人,人的手也要攻打他;他必住在众弟兄的东边.**13**夏甲就称那对他说话的耶和华为看顾人的神。因而说:在这里我也看见那看顾我的麼?**14**所以这井名叫庇耳拉海莱。这井正在加低斯和巴列中间。**15**後来夏甲给亚伯兰生了一个儿子;亚伯兰给他起名叫以实玛利。**16**夏甲给亚伯兰生以实玛利的时候,亚伯兰年八十六岁。

亚当和夏娃必须对他们的罪付出代价。罪把我们和神分开。他们再也不允许住在伊甸园和与他们的创造者每天散步了。我们也承受自己的罪带来的后果。堕胎带来很多后果，最严重的就是我们失去了自己的孩子。然而神并没有丢下我们让我们自生自灭。他是一个无所不知，无所不能，无所不见的神，他爱我们并给我们提供一条路因而我们可以重新每天和他亲近。

神要我们不再悲伤并治愈堕胎的痛。他知道我们的想法，行为，和渴望。没有什么让神惊讶的事。他知道那天你/你女朋友/妻子/女儿会走进那个诊所。他知道痛会在你离去的那一刻紧随而来。他知道那天你会受到强制堕胎。他知道你要经历的所有感受。他忍受我们对他的羞愧(希伯来书 12:2)，他在希伯来书 13:5 承诺永不离开我们或放弃我们。在提摩太后书2:13他告诉我们，我们纵然失信，他仍是可信的。诗篇139 说到他是如何精巧的制造我们并深深了解我们的想法，并且无论我们走到哪里他仍然在我们面前。神给我们自由的意愿，而且他知道有时候我们在生活中会行使这权利。我们的选择，不管有多错，也不会改变他对我们的感觉。无论我们做什么样的选择，事实是神仍然希望陪我们一起在生命的花园中走过这个旅程。耶利米书29:11，12告诉我们他给我们的计划是带给我们平静和希望。

你可能受过强制堕胎，受过你父母的虐待或者曾经父母不守承诺，这可能会影响到你信任神承诺的程度或影响你相信这些承诺是为你而作的。受强制，虐待和堕胎使我们失去人性，但是神希望我们在治愈的旅程中找回人性。他解救了罪为此他被钉在十字架上。我们是他创造的，神爱我们胜过父母对我们的爱因为神就**是爱**。(约翰前书4:8) 我们可以称神"阿爸，父"(罗马书8:14，15)，并知道他就像母亲一样照料我们。(以赛亚书66:13)

5.　在你堕胎的经历中你是怎样涉及到神的？你但愿你做了什么不同的事？

6.　希伯来书12:5-11 说神教管他所爱的——我们！为什么神对我们的教管很重要并且为什么他必须这么做？

7.　神和你世上的父亲有什么相似或者不同的地方？

基督我们的救世主——重返地图(在伊甸园) 和神在一起

　　　　随着时间的推移,神知道必须为人的罪作出牺牲。那个无罪的一尘不染的羔羊必须承担世界的罪,由此才可恢复从亚当和夏娃起被剥夺的关系。神让他唯一的儿子耶稣做了那只羔羊,为我们而死。耶稣在十字架上洗清了我们的罪,每个罪,甚至是堕胎的罪。代价已被完全付清. 我们通过相信耶稣为我们的罪而死,忏悔我们的罪,相信他救赎的恩惠和接受他为我们的神和救世主来接受他的宽恕。

　　　　这听起来容易...但真不是一件容易的事。我(宝莉) 感到我的堕胎是如此丑陋,我是如此坏的一个人,神肯定不会爱我。我尝试着让自己重返十字架。我在教堂服务,试着通过遵循一些做和不可做的列表来使自己圣洁。最后发现那是无效的尝试,我再也不能做到足够好,不管我如何努力我似乎总是缺乏什么。

　　　　直到有一天我意识到耶稣在十字架上所做的。我开始理解他死在十字架上的事使我成为清洁的和清白的,而不是因为任何我可以做的事。没有什么我可以做的事能使他爱我少点或多点。我就是他创造的！当我意识到这点后我懂得我只要简单的信任和依靠他。不再有压力,不再迫使自己完美。没有什么我们可做的事去弥补堕胎的罪。这种认识必需渗透到我们的内心,我们必需接受神的恩惠作为一个免费的礼物。接受神的恩惠并不是说我们不需要为失去悲哀。它只是简单的说我们收回自己的骄傲并且不把自己置于神之上。他是伟大的**"自在永在的"**神。在约翰福音8:57, 58,经文告诉我们在耶稣30岁以前,他就已经见过亚伯拉罕！哇！他**是伟大的！**他是阿拉法,他是**俄梅嘎**,是初,是终！(启示录21:6)

8. 堕胎是罪,而罪把我们和神分开。如果你是受强制堕胎的,这不是你的罪,而是做恶人的罪。基督的宝血付清了所有的罪。神在约翰一书1:9 向我们承诺了什么?见30页。

9. 见30页。读罗马10:9-13.读以弗所书2:4-10.你对神的恩惠和宽恕有什么想法?

10. 你能接受神的恩惠是不可测量的和耶稣在十字架上偿清堕胎的罪吗? 为什么能或者为什么不能?

约翰一书1:9

9我们若认自己的罪, 神是信实的, 是公义的, 必要赦免我们的罪, 洗净我们一切的不义。

罗马书10:9-13

9你若口里认耶稣为主, 心里信神叫他从死里复活, 就必得救。**10**因为人心里相信, 就可以称义; 口里承认, 就可以得救。**11**经上说: 凡信他的人必不至於羞愧。**12**犹太人和希利尼人并没有分别, 因为众人同有一位主; 他也厚待一切求告他的人。**13**因为凡求告主名的, 就必得救。

以弗所书2:4-10

4然而, 神既有丰富的怜悯, 因他爱我们的大爱, **5**当我们死在过犯中的时候, 便叫我们与基督一同活过来。你们得救是本乎恩。**6**他又叫我们与基督耶稣一同复活, 一同坐在天上, **7**要将他极丰富的恩典, 就是他在基督耶稣里向我们所施的恩慈, 显明给後来的世代看。**8**你们得救是本乎恩, 也因着信; 这并不是出於自己, 乃是神所赐的; **9**也不是出於行为, 免得有人自夸。**10**我们原是他的工作, 在基督耶稣里造成的, 为要叫我们行善, 就是神所预备叫我们行的。

罗马书5:18-21

18如此说来，因一次的过犯，众人都被定罪；照样，因一次的义行，众人也就被称义得生命了。**19**因一人的悖逆，众人成为罪人；照样，因一人的顺从，众人也成为义了。**20**律法本是外添的，叫过犯显多；只是罪在那里显多，恩典就更显多了。**21**就如罪作王叫人死；照样，恩典也藉着义作王，叫人因我们的主耶稣基督得永生。

民数记23:19

19神非人，必不致说谎，也非人子，必不致後悔。他说话岂不照着行呢？他发言岂不要成就呢？

耶利米哀歌3:22, 23

22我们不致消灭，是出於耶和华诸般的慈爱；是因他的怜悯不致断绝。
23每早晨，这都是新的；你的诚实极其广大！

彼得后书3:9

9主所应许的尚未成就，有人以为他是耽延，其实不是耽延，乃是宽容你们，不愿有一人沉沦，乃愿人人都悔改。

11. 见31页。读罗马书5:18-21 并用自己的话写出来。

12. 见31页。读民数记23:19, 耶利米哀歌3:22，23, 和彼得后书3:9, 可以知道神可以治疗和安慰我们。列出神的一些永远不会改变和永远不会失败的特点。

13. 读下一页的绘图者并看看神的哪个名字你最能认同。然后写一段简短的文字, 说明你是怎么看神在你的生活中起作用的。

14. 如果你现在还不会把神的任何一个名字和自己的生活联系起来, 那么选一个你希望将来他会成为的。阅读经文并写下他在你今天人生旅途中像什么。

15. 列一个名单, 写下那些在你生活中起过积极作用的人的名字。看待他们良好的性格榜样如何使你更好的了解了神的性格?

绘图者

约翰福音1:1 说:"太初有道,道与神同在,道就是神。"神以圣经的形式揭示自己给我们。我们开始理解神,因为他以他的话向我们揭示自己。在本次堕胎康复的旅途中,我们需要一个绘图者。他知道我们这次旅程将要去哪里因为他绘制了旅程地图,他创造了我们。我们渴望被理解(希伯来书2:14,18),这个绘图者要比我们自己的心更伟大(约翰一书3:20),我们可以信任他永远不会伤害我们。当我们把损失交托给神,神会用眼睛,本性,和性格向我们展示真理.这种真理的展示首先需要我们与神建立关系。当我们知道真理后,我们就能自由的作出明智地选择,而且甚至被给与力量向世界展示神的力量和荣耀。(创世纪5:22,23)我(米莉)为绘图者从圣经中选择了以下名字:

1. 耶洛:我的创造者 (创世纪1:1)

2. 伊勒沙代:全能的神。 伊勒沙代经常出现在约伯书。(约伯书40:1,2)

3. 伊勒伊罗安:至高神。主权之上。(创世纪14:18-20)

4. 阿多奈:我的神,我的主人。 (创世纪18:27)

5. 耶和华:雅威,伟大的神。 (出埃及记20:1-3)

6. 耶和华以勒:神有预备。在祭祀以撒的地方,神知道并提供亚伯拉罕的需要。(创世纪22:14)

7. 耶和华阿法:医治的神。在玛拉的水面前,神向以色列人显示了他就是医治的神。(出埃及记15:22-26)

8. 耶和华尼西:神,我的旌旗.摩西筑了一座坛,起名叫耶和华尼西。(就是耶和华是我旌旗的意思)(出埃及记17:14-16)

9. 耶和华迈克迪西蒙:圣神.成圣,专门侍奉神。(出埃及记31:13)(帖 撒罗尼前书5:23)

10. 耶和华沙玛:神在这里。 一切发生的中心。(以西结书48:35)

11. 阿若以:看着我的神.她(夏甲)给那对她说话的耶和华,起名叫"你是看顾人的神"。(创世纪16:13)

12. 耶和华沙龙:赐平安的神.神想和我们有一个和谐的关系,一个完美的 结合;就如钢琴弹出的和美音乐,而不是噪音。(士师记6:24)(罗马书5:1)

(神的系列名称)

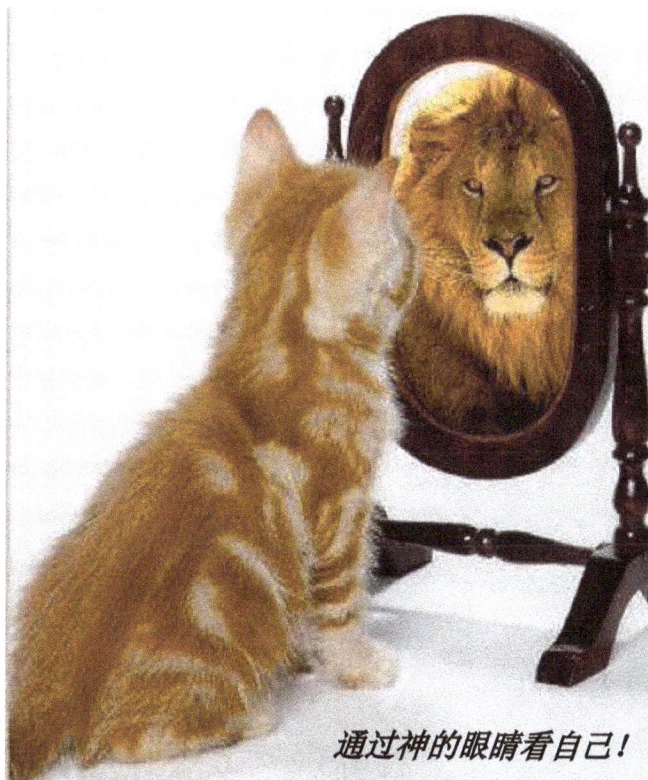

通过神的眼睛看自己！

真理加油泵：

"圣父啊，求你因你赐给我的名，保守他们，使他们合而为一，好像我们一样。"
约翰福音17:11b

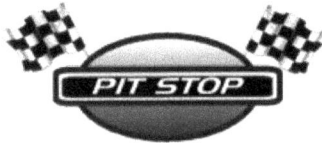

总结问题： 是什么阻止你相信神的力量能治愈你堕胎的痛苦？

我的旅程

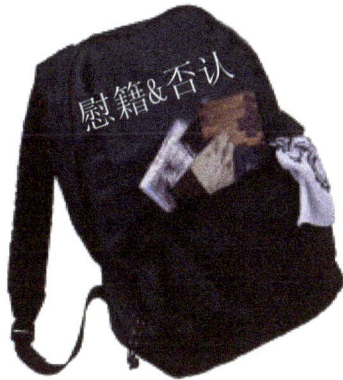

第三章

旅伴
慰籍和否认

"啊，我不再是个孕妇了，但是，咦，等下，...我都做了些什么！"

回忆我的堕胎，那时我很害怕怀孕，但是刚刚堕胎后，我就处于精神上的苦闷：我做了什么！有个人排队拿饼干回头问我怀的是男孩还是女孩！你可能认为那个问题会让我不得不面对事实。然而我把它踢了回去...当然我没有杀死一个婴儿...毕竟...在这个国家这是合法的！再加上，我有家人支持...我遵循医生的建议...我做的是对的！

但是谎言开始吞蚀我们的身心和思维。如果我们没有选择堕胎，或者我们有大声反抗高压政策的压力。对我来说（米莉），我用了12年的时间对我所做的事进行辩护和使其合理化。

男人倾向于成为修复者和保护者，而且他们相信在帮助一个女人选择堕胎后他们就已经解决了麻烦并保护了这个女人脱离了危机。于是，堕胎解决了麻烦并且让我们从中获得解脱。

解脱的定义是："减轻，缓和，或通过去除疼痛，痛苦，压迫等，或一种能减轻疼痛，痛苦，焦虑等的手段或事物。（韦氏在线字典）

如果是受强制堕胎，你可能不会经历解脱而是完全绝望无助然后否认创伤。如果是自愿或不得已的，我们曾经处于使我们痛苦和焦虑的境地，堕胎除去了这些感受的来源。**我们没有意识到比堕胎更重要的是，我们没有减轻痛苦或焦虑，只是简单的改变了这些感受的来源。**而当我们意识到这一点时已经太迟而救不回我们的孩子了。于是解脱变成了自我否定。我们不能正视我们所做的，或者我们感到因该做的。因为我们最终意识到终止我们孩子的生命的痛苦是不可承受的。很多女人说，"我根本就不想这事"或者"当堕胎的想法开始呈现，我仅仅把它推回去。"否定把我们从现实的创伤中隔离。

慰籍和否认是处理损失的方式,但是也是对罪的响应方式。记忆堕胎似乎很难,因而我们把它塞在角落,但是却发现,就像我们试着让一个气球呆在水下一样,它总是冒出来,直到我们正视它。男人虽然不怀孕,但他们参与做堕胎的决定。当一个人自愿地并明白地做一个错误的道德选择,他就犯了罪。母亲们,父亲们,强迫他人堕胎的,以及所有促成堕胎决定的人必须坦白堕胎的罪以便治愈其痛。

脱离否认对于我们这些堕胎后的男人和女人来说是最困难的事。当我们开始去正视我们所做的事时,它常常是让我们太痛苦。为了脱离否认我们必须面对我们婴儿是个人的真相,以及面对堕胎的真相。对我(宝莉)来说这是悲伤中最难逾越的一个阶段。我是如此习惯我的不去感受,不去思考和对痛的沉默,以至于我不得不重新学习如何思考和感受。我不得不去一个安全的地方(比如圣经学习小组),有目的的看待现实,并让自己经历所有的那些储蓄在我灵魂中多年的情感。对我的治疗来说这是个痛苦的而必需的过程,正如这会发生在你身上一样。防御机制帮助你活着,但是现在是面对过去开始治疗的时候了。从一个基督徒的角度,这些防御机制把你和真理隔离。约翰福音8:32 说:"*你们必定认识真理,真理必定使你们自由。*"你的自由是通过拥抱真理而建立的。

1. 有没有这样一个时刻,你听到内心有一个声音告诉你,堕胎是错的？如果有,你当时是怎么回答的？

2. 许多人这样辩解堕胎:"如果堕胎是错的,它就不会是合法的"箴言14:12 是怎么对我们说的？ 见40页。

3. 有些人这样说服自己,那只不过是一块组织；它通常被称为所谓的"受精卵"。见40页。读诗篇139:13-16,神在母腹内看到什么？

箴言 14:12

12有 一 条路, 人以为正, 至终成为死亡之路。

诗篇 139:13-16

13我的肺腑是你所造的; 我在母腹中, 你已覆庇我。

14我要称谢你, 因我受造, 奇妙可畏; 你的作为奇妙, 这是我心深知道的。

15我在暗中受造, 在地的深处被联络; 那时, 我的形体并不向你隐藏。

16我未成形的体质, 你的眼早已看见了; 你所定的日子, 我尚未度一日(或译:我被造的肢体尚未有其一), 你都写在你的册上了。

撒母耳记下11

1过了一年,到列王出战的时候,大卫又差派约押,率领臣仆和以色列众人出战。他们就打败亚扪人,围攻拉巴.大卫仍住在耶路撒冷。

2一日,太阳平西,大卫从床上起来,在王宫的平顶上游行,看见一个妇人沐浴,容貌甚美,**3**大卫就差人打听那妇人是谁。有人说:他是以连的女儿,赫人乌利亚的妻拔示巴。**4**大卫差人去,将妇人接来;那时他的月经才得洁净。他来了,大卫与他同房,他就回家去了。**5**於是他怀了孕,打发人去告诉大卫说:我怀了孕。

6大卫差人到约押那里,说:你打发赫人乌利亚到我这里来。约押就打发乌利亚去见大卫。**7**乌利亚来了,大卫问约押好,也问兵好,又问争战的事怎样。**8**大卫对乌利亚说:你回家去,洗洗脚罢!乌利亚出了王宫,随後王送他一分食物。**9**乌利亚却和他主人的仆人一同睡在宫门外,没有回家去。**10**有人告诉大卫说:乌利亚没有回家去。大卫就问乌利亚说:你从远路上来,为甚麼不回家去呢?**11**乌利亚对大卫说:约柜和以色列与犹大兵都住在棚里,我主约押和我主(或译:王)的仆人都在田野安营,我岂可回家吃喝、与妻子同寝呢?我敢在王面前起誓(原文是我指着王和王的性命起誓):我决不行这事!**12**大卫吩咐乌利亚说:你今日仍住在这里,明日我打发你去。於是乌利亚那日和次日住在耶路撒冷。**13**大卫召了乌利亚来,叫他在自己面前吃喝,使他喝醉。到了晚上,乌利亚出去与他主的仆人一同住宿,还没有回到家里去。

14次日早晨,大卫写信与约押,交乌利亚随手带去。**15**信内写着说:要派乌利亚前进,到阵势极险之处,你们便退後,使他被杀。**16**约押围城的时候,知道敌人那里有勇士,便将乌利亚派在那里。**17**城里的人出来和约押打仗;大卫的仆人中有几个被杀的,赫人乌利亚也死了。**18**於是,约押差人去将争战的一切事告诉大卫,**19**又嘱咐使者说:你把争战的一切事对王说完了,**20**王若发怒,问你说:你们打仗为甚麼挨近城墙呢?岂不知敌人必从城上射箭麼?**21**从前打死耶路比设(就是耶路巴力,见士师记九章一节)儿子亚比米勒的是谁呢?岂不是一个妇人从城上抛下一块上磨石来,打在他身上,他就死在提备斯麼?你们为甚麼挨近城墙呢?你就说:王的仆人–赫人乌利亚也死了。**22**使者起身,来见大卫,照着约押所吩咐他的话奏告大卫。**23**使者对大卫说:敌人强过我们,出到郊野与我们打仗,我们追杀他们,直到城门口。**24**射箭的从城上射王的仆人,射死几个,赫人乌利亚也死了。**25**王向使者说:你告诉约押说:不要因这事愁闷,刀剑或吞灭这人或吞灭那人,没有一定的;你只管竭力攻城,将城倾覆.可以用这话勉励约押。**26**乌利亚的妻听见丈夫乌利亚死了,就为他哀哭。**27**哀哭的日子过了,大卫差人将他接到宫里,他就作了大卫的妻,给大卫生了一个儿子。但大卫所行的这事,耶和华甚不喜悦。

4. 有些人告诉我们让过去成为过去,或者没有必要提发生在几年前的事。诗篇90:8说神把我们的罪孽摆在他面前,把我们的隐罪摆在他的面光之中。见41页。撒母耳记下11,当大卫谋杀乌利亚后,他觉得什么问题得以缓解了?你的堕胎经历和性罪间有联系吗?

5. 在路加福音22:54-62,彼得试着否认神以缓解被众人围困的压力。回想堕胎经历,你有什么样的压力?如果你是被强迫的,你认为是什么压力使他们强制你堕胎?

6. 走出否认和悲伤的第一步是面对真理——堕胎是结束一个人的生命。完成以下说法:为了否认我的损失,我常常告诉自己...

7. 孕育一个孩子是母亲和父亲的共同的责任。当你知道怀孕后,你的和孩子父亲(或者母亲)的想法和感受是什么?

8. 列出堕胎日期:　　　　　　怀孕周数:
   堕胎地点:
   父亲的名字:
   列出那些知道怀孕这件事的人的名字和他们的反应:

9. 圣经中充满了孩子未出生就已被知晓的例子,比如以撒,以实玛利,雅各和以扫,约瑟,参孙,约伯,耶利米书和耶稣都是例子。见44页.读路加1:5-14,那个许诺给撒迦利亚的婴儿是谁？在路加1:41-44,当耶稣的母亲走进房间的时候婴儿在做什么？

10. 母亲是孩子的天生养育者。 见44页。读出埃及记2:1-3.法老命令把所有的男婴扔到河里,摩西的母亲为他做了什么？

11. 在玛拉基书4:6(希伯来文的玛拉基 3:24) 神许诺把父亲的心转向儿女。神给男人一种与生俱来的保护孩子和家的能力。如果你是一个堕胎婴儿的父亲,描述你过去和现在对于没有保护你的孩子和那时孩子母亲的感受。如果你是堕胎婴儿的母亲,写下你对孩子父亲过去和现在的感受。

12. 用45页的责任派图,在堕胎这个决定上,有多大一部分是你自己决定的？你认为别人要付多大责任？

把责任派图分成几块(百分比),给每个参与到堕胎决定的人一块。不要忘记留一部分给从事堕胎工作者,教会和社会。

备注: 如果你有多次堕胎经历,为每次经历画一个图。

路加福音1:5-14

5当犹太王希律的时候, 亚比雅班里有一个祭司, 名叫撒迦利亚; 他妻子是亚伦的後人, 名叫以利沙伯。**6**他们二人在神面前都是义人, 遵行主的一切诫命礼仪, 没有可指摘的, **7**只是没有孩子; 因为以利沙伯不生育, 两个人又年纪老迈了。**8**撒迦利亚按班次在神面前供祭司的职分, **9**照祭司的规矩掣签, 得进主殿烧香。**10**烧香的时候, 众百姓在外面祷告。**11**有主的使者站在香坛的右边, 向他显现。**12**撒迦利亚看见, 就惊慌害怕。**13**天使对他说:撒迦利亚, 不要害怕, 因为你的祈祷已经被听见了。你的妻子以利沙伯要给你生一个儿子, 你要给他起名叫约翰。**14**你必欢喜快乐; 有许多人因他出世, 也必喜乐。

路加福音1:41-44

41以利沙伯一听马利亚问安, 所怀的胎就在腹里跳动。以利沙伯且被圣灵充满, **42**高声喊着说:你在妇女中是有福的! 你所怀的胎也是有福的! **43**我主的母到我这里来, 这是从那里得的呢? **44**因为你问安的声音一入我耳, 我腹里的胎就欢喜跳动。

出埃及记2:1-3

1有一个利未家的人娶了一个利未女子为妻, **2**那女人怀孕, 生一个儿子, 见他俊美, 就藏了他三个月. **3**後来不能再藏, 就取了一个蒲草箱, 抹上石漆和石油, 将孩子放在里头, 把箱子搁在河边的芦荻中。

责任派图

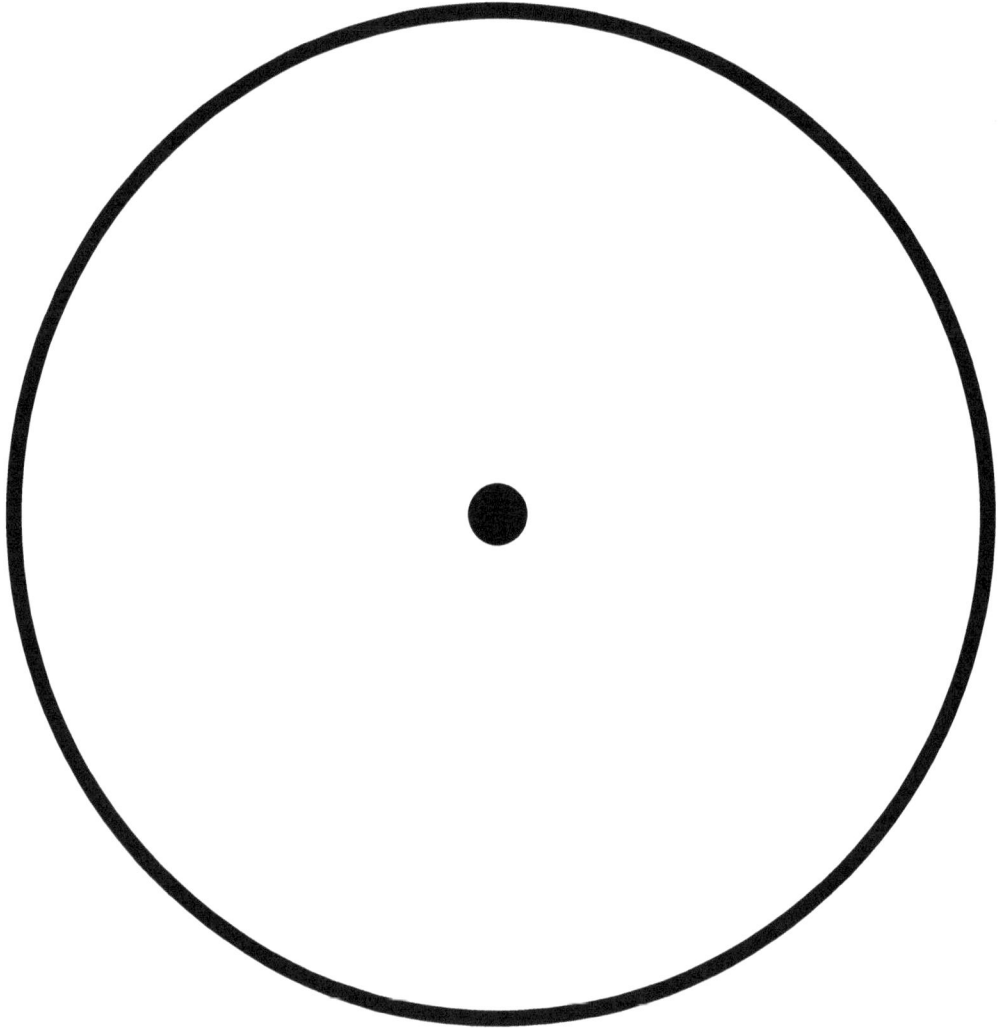

13. 悲伤事件影响时间表

从你最早的记忆开始,记录你生命中到目前为止最重大的损失。这些损失包括有和形的和无形的,例如某个特殊的玩具,职业选择,爱人或宠物的失去,和家人或朋友关系破裂等等。你可以参照下面第一个时间表中我的例子,再在第二个时间表中填写你的重大损失。如果空间不够,你可以自己加画额外的时间表。

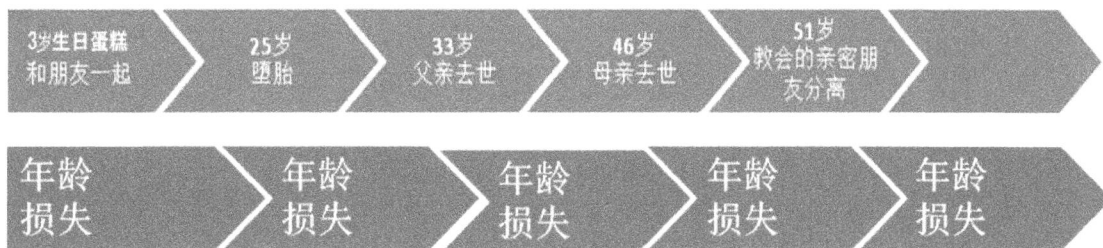

3岁生日蛋糕 和朋友一起	25岁 堕胎	33岁 父亲去世	46岁 母亲去世	51岁 教会的亲密朋友分离	

年龄 损失	年龄 损失	年龄 损失	年龄 损失	年龄 损失

压力和防卫机制

　　每个人都有压力。这是我们日常生活不可避免的。既然不可避免,我们必需学会如何用健康的方式处理它。想想这种情形:有不好的事情发生了,但是你有时间处理它,因为事情发生的不是太突然,并且你能在别的坏事接踵而来之前处理这件事。比如说:你可能经历过你的父亲或母亲生病住院,同年里,孩子又要离家去上大学,但是这两件事并不是发生在同一时间。

　　有时,许多小小的压力同时出现。这就很难应付。另一些时候,单个的压力已经是如此大, 比如计划外怀孕,不得已的或是强制堕胎,以致于你感到完全失控并导致我们建立防御以保护自己。

　　防卫机制是我们面对压力情形时的个人的策略。它们可以保护我们一会儿;然而,它们对生活难题仅仅提供短期缓解。一些常见的防卫机制是:

1. **压抑**:把过去很痛苦或不可接受的事情潜抑到无意识中去,例如"我完全不记得堕胎这回事了"。
2. **压制**:故意从意识中排除一种情绪,一件事,或想法。"我选择不去想这事",这是有意的不去记某事。会受声音,气味,梦等的提醒,但仍然被推到一边。
3. **合理化**:用自我满足的方式解释一个人的行为,而不是真实的或者是无意识的原因。"这是我所能做的最好的事因为..."，它是你行为的理由。
4. **完全否认**:拒绝相信,抵赖,或者顶撞。"我从来没有让我的堕胎有任何负面影响"。 不能面对做过的事,逃避痛苦的记忆。
5. **减少**:否认事件的重要性。"我被告之这是妊娠组织,一切都会好的。有时这种最大限度的减少事件重要性的做法会受到鼓励,因为别人也不想谈论真正发生的事。
6. **补偿怀疑/赎罪婴儿**:尝试再怀孕或者使他人怀孕来补偿已经做错的事。这代表一种深切的由另一个孩子来取代,弥补,或者填满空空双臂的渴望。
7. **讨价还价**:在确定自我行动之前,他人必须符合一种设定的情形或者条件。例如,"我会原谅婴儿的父亲或者母亲如果他或她有相似的遗憾感受"。或者"当他们告诉我他们关心我胜过关心别人,我就原谅他们。" 讨价还价的人必需意识到,他或她不可能改变他们的过去,或者改变别人。
8. **责怪**:把所有的责任推到别人身上。"我没有责任,他们让我做的。" "这是她的决定。"
9. **愤怒**:以掩盖真实感受(受伤,背叛,悲伤)。
10. **逃避**:远离怀孕女性,宝宝,医务人员或者体检以至于不会被触发记忆。

胎儿发育--前 9 个月（下载/**HEARTLINK**）

上一次月经后2周/受孕期　卵子和精子最常在输卵管（从卵巢到子宫的管道）结合，形成一个单细胞称为受精卵。这个微小的细胞，比一颗盐粒还小，但是包含了一个新生命所需要的每个遗传息--头发眼睛的颜色，错综复杂的指纹细纹，外貌，性别，身高，和肤色。

2—5 天　这个新的生命现在被称为胚胎，在他或她的细胞沿着输卵管到达子宫之前，细胞继续分裂，这个过程大概在第3到第4天。同时，子宫内膜准备接受这个新生命。

前3周/ 6—10天　受精后大概第 6 开始，胚胎与子宫内膜接触并埋于子宫内膜里。一旦发生这种情况，荷尔蒙激素开始促使母体培育胎儿并阻止月经。在第8天左右，胚胎大概就"一个逗号"大小。

前4周/ 2周　这时的怀孕测试可以测 HCG，一种在母体尿液中的孕激素，它可以告诉母体是否怀孕。这时，胚胎是完全附着到子宫内膜，并从母体中吸收营养。

前5周　心脏，大概一颗罂粟（如油菜种子大小）种子大小，是最先发挥功能的器官--心脏在受精 21 天后开始跳动！大脑发育的第一个迹象是显而易见的，每个器官系统的基础已经建立，并开始发育。

前6周　在受精后4周，胎儿发育很快并可达到1/8英寸（0.32厘米）。整个中枢神经系统基本结构（大脑和脊髓）已经形成。眼睛在形成，手臂和腿的肢体幼芽也看的见了。心脏大概每分钟跳80次. 超声可以提供进一步的医学确认怀孕。

前7周　现在宝宝已经有1/3英寸（0.84厘米）长了，他或者她的心跳已可以用多普勒超声仪看到。胚胎开始自己造血。手臂肢体体芽现在看起来有点象小小的浆，腿肢体芽看起来像鳍。根据宝宝的性别不同，睾丸或卵巢开始形成。

前8周　从头到脚，这时宝宝大概有1/2英寸（1.27厘米）长。可以看见宝宝的手肘和手指。有些报道说胚胎可以移动它的躯体和四肢，并通过反射可以响应触摸。肺开始形成。舌头上的味蕾正在形成，"齿芽--宝宝的牙齿，正在下颚形成，眼睑也开始形成。

前9周　宝宝大概3/4英寸（1.91厘米）长，重1/8盎司（3.54克）。可见耳朵和鼻子的发育，视网膜上有颜色。胸部上可见乳头。四肢和手指这时生长很快，手臂上的骨骼开始变硬。

10周　宝宝的大脑正在快速生长。每分钟大概生产250,000个新的神经元，在发展中，大脑首次可以使肌肉有目的的移动。上臂和小手臂，大腿和小腿可清晰辨认，腿的骨骼开始变硬。手指和脚趾长长并分开。现在，外耳已经全面发育。男宝宝开始分泌雄性激素，睾酮。

11周　因为宝宝已经有所有的主要器官并且是一个明显的可识别的人，他或者她不再被称为胚胎而被称为胎儿，拉丁文年轻人的意思。宝宝已有2英寸（5.08 厘米）长并会打哈欠和吮吸。眼帘已完全长成，眼睛是闭着的以保护成长中的眼睛。肠道正在发育，肾脏开始分泌尿液。在接下来几个星期，他或者她的身体将长的很快，接下来2个月，体重将增长30倍，身长将增长3倍。

The heart begins to beat just **21 days after fertilization**, or **5 weeks** after the mother's last menstrual period began.

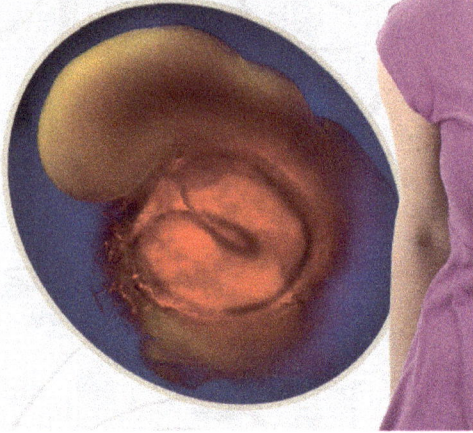

受孕后**21**天或者从孕妇上次月经开始算在第五个星期婴儿心脏开始跳动。

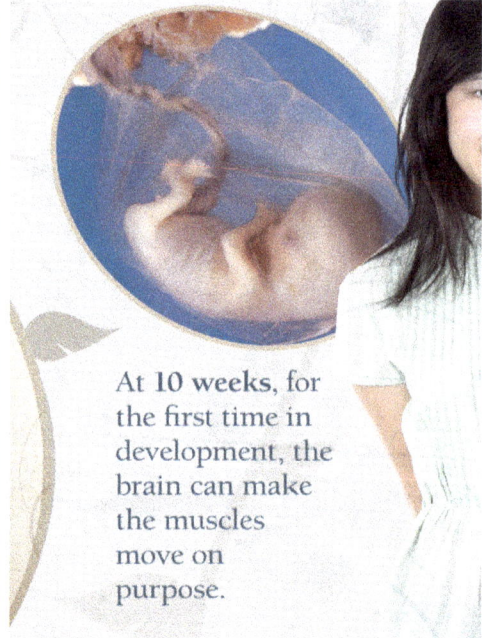

At **10 weeks**, for the first time in development, the brain can make the muscles move on purpose.

第10个星期，在发育过程中大脑第一次可以有目的的控制肌肉运动。

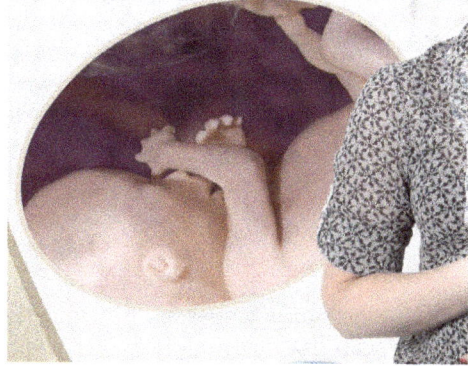

By **18 weeks**, fetal movement—commonly known as "quickening"—can usually be felt by the mother.

第18周，孕妇可以感到我们通常所说的"胎动"。

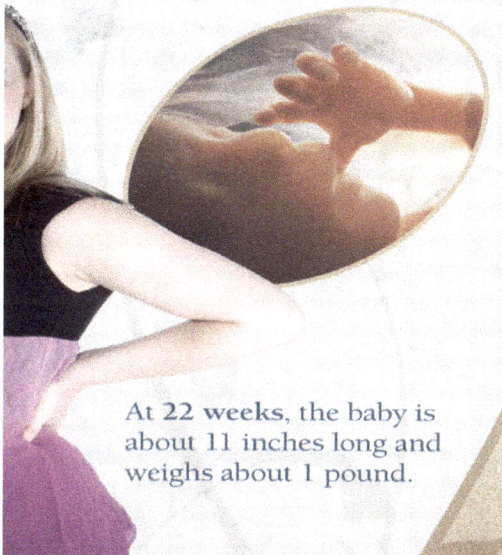

At **22 weeks**, the baby is about 11 inches long and weighs about 1 pound.

第22周，婴儿大概有11英寸长（约２８厘米）1英镑重（０.４５千克）

胎儿发育--前 9 个月 （继续）

14周 现在有3 ½ 英寸(约8.9厘米)长，"胎儿"有足够的协调能力找到他或者她的拇指并吮吸它。你可以看到宝宝的指甲和趾甲在形成。宝宝也有排尿和吞咽能力了。

16周 心脏每分钟跳110到180下并每天供应25夸脱(约2365.9厘升) 血液。通过超声你可识别宝宝性别。如果她是女孩，她的子宫里几百万个卵子正在形成。宝宝现在可能有5英寸长，4盎司(约113.4克)重，手和脚也能协调的做一些运动，但是他(或她)的妈妈可能还不能察觉宝宝的运动。

18周 在仅仅2周的时间，胎儿体重很可能翻一翻达加到7盎司(约198.5克)。骨骼越来越硬并可通过超声波测试到。宝宝会做一些条件反射，例如眨眼，皱眉.宝宝有自己独一无二的手指纹和脚趾纹了。有些研究显示，宝宝早在 18 周就有疼痛感了。

20周 胎儿从头到脚踝大概有10英寸(约25.4 厘米) 长了，体重大概11盎司(约311.8克)。母亲可以感受到胎儿的移动，俗称"胎动"。宝宝有自己的醒来和睡觉的作息并有自己喜爱的睡觉姿势。怀孕已进行到一半，母亲也开始显现"肚子"了。

22周 宝宝大概11英寸(约27.9厘米)长，1磅(约453.60克)重了。如果宝宝是个男孩，他的睾丸开始从腹部下移到阴囊。毛发可在他或者她的头部及全身可见。从现在到32周的这段时间，婴儿比出生前其他任何时期都对痛敏感。

24周 婴儿这时大概1 ½ 磅(约680.4 克)重，吸入羊水为将来呼吸做准备。耳朵发育到可以辨别他或者她妈妈的声音，呼吸以及心跳。大概一周以前，眼睛开始如人们做梦时一样快速移动。婴儿听到妈妈腹部声音后可能有惊吓反应。有些在这时出生的婴儿可能存活下来。

26周 此时婴儿大概2磅(约907.2克)，并且可以听到母体以外的声音。眼睛对光有反应，永久性的齿牙蕾出现在齿龈部。眼睫毛和眉毛已形成， 婴儿头上的头发更长了。

28周 婴儿此时大概15英寸(约38.1厘米)，大概2 ½ 磅(约1134克)重。在重症监护室的帮助下，此时出生的婴儿有能力呼吸空气。大脑发展到足够协调有节奏的呼吸和调节体温。随着体重的增长，皮肤褶皱减少更加平滑。

34周 此时婴儿大概17英寸(约43.2厘米)长，4 ½ (约2041.2克)磅重，并继续生长发育。在此阶段，眼睛睁开，如果有光直接照到眼睛，瞳孔会收缩。头上长满头发，指甲已经长到指尖，脚趾甲也会很快长满。

40周 婴儿此时大概20英寸(约50.8 厘米)长，重大概7磅(约3175.2 克)到8磅(约3628.7克)。他或者她已有饱满的身体并能牢牢抓握。通常，婴儿此时在妈妈骨盆里头朝下，等待出生。

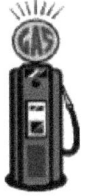

真理加油泵:

"你们必定认识真理, 真理必定使你们自由。"　　约翰福音8:32

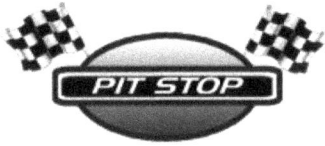

总结问题: 慰籍和否定常常被用作应付损失的一种方法。

完成下个句子: 每当想到堕胎经历, 我不能再否认...

我的旅程

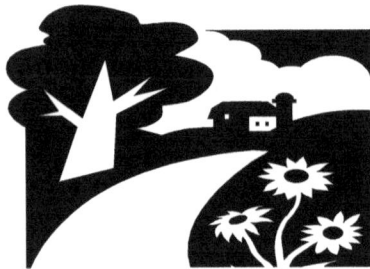

欢乐与悲伤

—罗伯特·布朗宁·汉密尔顿

我和欢乐走了一程；
她一路叽叽喳喳；
但分手时我一无所获，
尽管她聒噪不停。
我和悲伤走了一程；
她一路无语；
但是，哦！我学到了不少，
当她伴我同行。

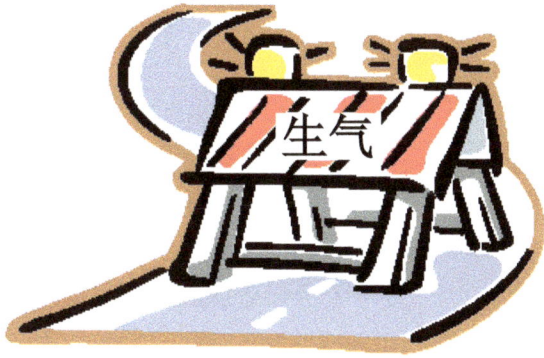

第四章
生气导致的路障

"亲爱的神,我对医生建议我堕胎很生气。当他说我腹中婴儿心脏还没有开始跳动时堕胎,他伤害了我(米莉)。"

我仍然记得我参加一个堕胎康复小组时给神写的那封信。我记得写信给神的感觉怪怪的。然而他创造了我。他知道我所有的想法,感受,伤害和损失,可为什么我与神分享我内心感受会感到为难?其中一个原因是,我认为我不应该生气或者没有权利生气。毕竟,我是个基督徒并且我受的教育是我"我不应该生气"。现在我知道这是一个错误的想法,成为我的治疗过程中的路障。这个错的信念或者说是个路障一直陪伴我12年。我现在知道生气是神给与的一种情绪。在所有的生气之后是伤害,在伤害之后是损失。当我们面对损失,我们期待补偿。

生气可能由恐惧,沮丧,拒绝引起。如果我压抑我的生气并不处理它,它必将爆发并以一种不健康的方式在意外的时候爆发,并把怒气发在和愤怒的根源根本就无关的人和事上。神想要我们把任何伤害和损失以及相关的愤怒都呈现给他,因而处在黑暗的东西必会走向明处,这样他就可以治愈它。生气会使我们在精神和情绪的健康上获得巨大收益。任何一个受父母影响而切断,否认,和拒绝去感受或者隐埋愤怒,将会面对情感束缚。如果我刻意压制怒气,这怒气将形成苦根,而且不会自动消失。

既然神给了我们宝贵的生气的情绪,永远不生气是不可能的。那些被告知生气是有罪和丑陋的人有一天也会相信他们是有罪和丑陋的,因为人不能阻止这些情绪。堕胎使我们感到无力,无助,受害,以及无语。通常情况下,当一个男人或女人对堕胎有如上反应,就表明他们在早年生活中从来没有受到鼓励,教育,或者允许去寻找自己的声音,为自己说话,维护自己的立场。

在这次治疗的旅途中，绕过生气的路障并把受害的负面想法弃置脑后是重要的。我们需要丢弃我们的错误的信念(我们戴的面具)——那些我们已经习惯相信的，并适应一个"重生"的自我以找到神原本为我们绘制的蓝图。当我们知道在基督里我们是谁和知道怎样支持生命并保护生命，我们就会有神原本要给与我们的尊严。那时也只有那时我们才具有自我控制的能力并把握好我们生气。

每个人从婴儿时就开始体验生气的情绪。这些感受是我们体内化学反应的一部分，它们帮助人们产生能量激励人们完成任务，甚至是有难度或者很困难的任务。在创世纪1:28，神给亚当和夏娃分配的任务是管理地球。亚当和夏娃在他们犯罪之前就有生气的能力，但是伊甸园里没有什么可引起愤怒的。诗篇7:11 说，"神是公义的审判者，又是天天向恶人发怒的神。"圣经中清楚的表明生气是一种道德中立的武力工具，它可被用于激励而不用于罪恶的思想和行为，尽管它有潜在的危险和导致罪的可能性。对于我们这些为堕胎而遗憾的人，克服生气是我们哀悼的一个重要部分。我们可能会对神，对自己，对在堕胎的这段时间我们爱和信任的人生气。

1. 见58页。读以弗所书4:26,27. 有可能发怒而不犯罪么？怎样做呢？

2. 例出你因罪的本性而发怒的次数。同时，例出你看见父母发怒的次数并说说你那时在他们身边是什么感受。

如果生气不加以控制，就会导致愤怒。在创世纪4:1-8 该隐谋杀了亚伯。谋杀亚伯是当生气走向愤怒时可能发生的大脑指示。一个人可以玷污自己与他人。如果我们视生气为生活的一部分，我们就必须学习用圣经的，实用的，和健康的方式使生气成为我们的仆人。你一旦生气，就拥有不可摧毁的能量。直到你决定采用什么样的形式释放你的能量之前，你是没有罪的。道德的挑战是：我们有责任确定如何处理我们生气产生的能量。

3. 受伤的人伤害人。一旦我们明白那些反对我们的人的行为在神的眼里是不对的，我们可能感到自己理当讨回公道。见58页。在罗马书12:19 中关于讨回公道是怎么说的？

以弗所书4:26, 27

26生气却不要犯罪；不可含怒到日落，**27**也不可给魔鬼留地步。

罗马书12:19

19亲爱的弟兄，不要自己伸冤，宁可让步，听凭主怒（或作：让人发怒）；因为经上记着：主说：伸冤在我；我必报应。

约翰一书2:9-11

9人若说自己在光明中,却恨他的弟兄,他到如今还是在黑暗里。**10**爱弟兄的,就是住在光明中,在他并没有绊跌的缘由。**11**惟独恨弟兄的,是在黑暗里,且在黑暗里行,也不知道往那里去,因为黑暗叫他眼睛瞎了。

约翰一书1:6,7

6我们若说是与神相交,却仍在黑暗里行,就是说谎话,不行真理了。**7**我们若在光明中行,如同神在光明中,就彼此相交,他儿子耶稣的血也洗净我们一切的罪。

4. 例出和你堕胎相关, 你至今对他们仍然生气的人。

5. 以一颗坦白的心, 象神祈祷, 并祈求神揭示你因堕胎而产生的任何隐藏的怒火。还可以画一个你用来隐藏自己的怒火和真实感受的面具(如果有面具的话)。

6. 见59页。读约翰一书 2:9-11。描述一下如果我们不解决我们的生气会发生什么。

生气涉及到我们的情绪, 感觉上它相对安全, 而那些勾起我们的怒火的事使我们感到脆弱和危险。我们需要学会信任神来处理我们的脆弱感。我们感到的体内能量浪涌是通过心理的认知来处理的。当生气产生时我们是否把这种强烈的情绪表现出来取决于我们对当时情形的认识, 对自己的认识, 或者对那些我们认为刺激我们的生气的人的认识。我们对有关情形的认识, 我们面对的恐惧, 以及我们所受的如何应对生气的教育, 都可以影响到我们的反应。既然我们的思想受自己控制(歌林多后书10:4, 5), 我们的怒火也是可以被控制的, 被控制的怒气可以成为我们的仆人而不是我们生活的主人。事实上, 是人们自己使自己生气。想一想…我们是自己的路障! 我们必须行使我们生气的主权。读本章末的生气周期和ABC行为。

7. 见59页。读约翰一书1:6,7。我们需要什么来帮助自己行在光明中和走出生气的黑暗。

8. 在本章末的旅途那页, 写一封信给神。祈祷, 说出对有关堕胎你具体对谁仍然有气。例出这个(些) 人用了哪些方式伤害了你。你可能对自己生气, 因为你是旁观者(袖手旁观并允许堕胎发生) 或者通过堕胎让你的孩子疼痛。祈求神带给你光明并帮助你处理和治愈你的生气。

圣经中清楚的告诉我们要练习"慢一点动怒"（雅各书1:19）。这个简洁的训诫意味着我们能够把握生气的情绪，而不是仅仅把它埋藏起来或者爆发出来。我们可以学着怎么有效的控制，管理和利用生气。

当以弗所书4说"生气却不要犯罪，"我们或许应该努力让我们的生气符合耶稣的生气标准，他总是为他人的最好利益着想并且自己远离一切罪。字母I处于罪这个字（sin）的中心表示我们以自我为中心。想想耶稣生气的时候——在犹太教堂当他治好一只枯干的手时他看起来"对法利赛人生气"因为他们根本对需要治疗的人不关心，只关心他们的传统和权利。当他对使徒们表示生气时是因为他们阻止母亲们带孩子到他面前受祝福。耶稣生气总是为别人的利益。而我们生气，通常是因为有人挡了我们的道。

让生气激励我们过正义和虔诚的生活是可取的。用忍住火气慢慢释放的方式控制生气，如圣经所述，或者以既不伤害自己也不伤害别人的方式释放火气，是对情绪更加有用的和健康帮助。

9.　读下列句子，根据自己的情况，为生气的积极影响打勾；为生气的消极影响打叉

_____　生气带来需要的改变（好的改变）。

_____　当生气憋在肚子里时会带来不满和痛苦。

_____　生气可揭露真理（诚实的说）。

_____　生气有时会成为一个习惯。

_____　生气可能是一种发泄，它阻止我们面对事实。

_____　生气是一种很强的动力。

_____　生气可用于训诫和/或者纠正。

_____　生气建筑墙壁，他阻止我们成长。

生气是一种选择。我们必须决定我们怎样对待生气。未解决的生气会成为我们生活中的主导力。我们是愿意找理由让自己处于生气状态，还是通过控制生气而享受它？祈求神搬移生气的路障并用它丰富而不是破坏我们的生活。见62页。读以弗所书4:32。

10.　例出任何你努力取下面具的尝试和你从生气中所学到的东西。

以弗所书4:32

32并要以恩慈相待,存怜悯的心,彼此饶恕,正如神在基督里饶恕了你们一样。

生气周期 行为的ABC

在生气的过程中有很多避免生气的出口。

A.= 处境或者事件发生
悲剧, 虐待, 难听的话, 侵犯他人

冷 静
暂时冷静
不稳定的平静时期

情 形　　　出 口

冷 静

B.= 想想A
解释
基于过去的事情,
标准, 世界观, 或
者圣经教导

出 口

ABC 的行为
歌林多后书10:4, 5 改变想法以改变感受

人们不可以改变**A**(发生在自己环境的事件)
. 人们想改变**C**(感受或者最初的反应). 人们
必须改变**B**(有关对**A** 事件的想法, 理解) 以
达到一个不同的**C**

解 释

出 口

显 示
行为:爆发, 压抑, 抑
制, 或者自虐

初 步 反 应
C.=A 的后果或者对**A**
的感受

出 口　　　出 口

生 气 选 择
B.解释或者想想A.
很多时候受到良心对生气的
影响它被忽略了。

出 口

出口的途径:
- v **暂停** 让自己暂时摆脱目前处境
- v **识别情感模式** 通常你是怎样应对特殊处境的?
- v **日记** 记下每个处境和你的应对。
- v **识别主要感受** 如果生气是第二位的反应, 是什么感受引起生气?
- v **分析**思考---什么导致这种感受? 什么是根源? 什么是敌人的谎言?
- v **冷静技巧** 深呼吸；出去散步；祈祷。
- v **自我照顾** 为自己留时间；注意饮食；锻炼；留时间和神在一起。
- v **自我对话** 用更积极的自我剥析和自己谈话。回想神的真理。
- v **祈祷** 祈求神。
- v **立约** 承诺在经历完程之前不做做过激行为。
- v **聆听** 聆听别人的观点。
- v **支持** 得到你所信任的人的支持...也包括家庭, 朋友, 顾问, 支援小组。

真理加油泵：

"不轻易动怒的,胜过勇士；克服己心的,胜过把城攻取的人。"

箴言16:32

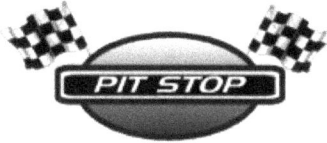

总结问题:完成以下句子： 生气是...

我的旅程

我的旅程

"当我们能够有勇气承受悲痛而不逃避时,悲痛就被治愈了。当我们能够为它命名并开始知道它何时来何时去。当我们能够放慢脚步并找一个地方体验我们内在的痛。当我们能够了解我们的身体。当我们能够接受悲伤是一位暂时的拜访者而不认为我们就是悲伤。当我们能够与自己达成一致认为悲伤是我们为了访问痛的面具。还有,当我们能够区分悲伤的痛苦和疼痛的痛苦,悲痛就被治愈了。"

～托马斯·R·金

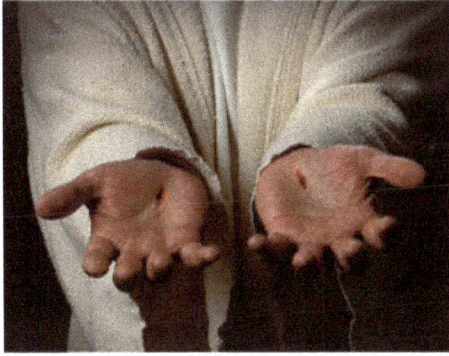

第五章

与宽恕同行

在《寻求意义》一书中,作者罗伯特·麦吉说:"宽恕的现代理念是用一个大橡皮擦处理过错并把它从记录中擦掉。神从来没有像这样宽恕。对每个过错,他要求完全付清。这也是十字架的原因。况且我们账目上的每一笔过错都是基督的血,完全付清了我们的罪。"(麦吉,1990 第二版) 我接受这说法。我(米莉)认为在这次堕胎康复旅途上用手接受原谅是一个很好的主意。什么?原谅堕胎?哦,不,不是这种罪。可能我其它所有的罪,但是神肯定不会原谅我那可怕的扼杀另一个人的罪或者任何一个强制他人堕胎的人的罪。

但是,的确,罪已经付清!(约翰福音3:16) 啊!神的无条件的爱。 不仅神献出他唯一的儿子,耶稣被钉在十字架上来宽恕我们, 而且如我的朋友琳达所说:"宽恕的想法起源于他!"神赐宽恕与我们...给我们这些注定失败但是愿意重返他身边寻求他的怜悯和宽恕的人。很久以前我学到宽恕不等于信任;而且宽恕不是个橡皮擦!我们都会受骗,失败,渴望怜悯,并回来得到神的再次宽恕。即使那些我们可以原谅的仍然可再次伤害我们。因此,仅仅因为我原谅别人对我做过的错事并不意味着我能信任他们不再伤害我。而且我必须意识到宽恕并不是和解。只有神能够解决一颗忏悔的心的债。而且因为我们赦免的多,我们的爱就多。(路加福音7:47)一旦我们被宽恕我们就会拥有平静,当我们学会原谅别人时,负担也将会被解除。约翰福音10:10 说盗贼来,无非要偷窃,杀害,毁坏;但是耶稣来,我就可能得生命并且使生命丰盛。马太福音6:14,15 说,"你们饶恕人的过犯,你们的天父也必饶恕你们的过犯;你们不饶恕人的过犯,你们的天父也必不饶恕你们的过犯。"

也许我最终能饶恕那些和做出堕胎决定有关的人,但是我怎么能原谅自己?

多年来我听到很多关于原谅自己的观点。有人用神学的观点辩论说我们没有能力宽恕自己。真的，只有神，通过他儿子耶稣死在十字架上和他流的血有能力去宽恕。（约翰一书 1:9）并且，我们必须有忏悔的心。但是如果我拒绝接受神宽恕我堕胎的罪，那么我把自己置于神之上！我不认为任何人想这样做。现在，你知道了么？我们必须**接受**神的宽恕。这说起来比做容易。因为当我们真正**接受**神宽恕堕胎的罪，那时也只有那时我们才能宽恕自己。我们将从自己的力量和迷狂里放弃不原谅，并让它一路自由去十字架之**地——髑髅地**。我的朋友，我们就应该要这样原谅自己的！但是记住，我们是在一个旅程中并且宽恕是个过程。

1.　　见70页。读约翰一书1:9。神宽恕的第一步是什么？

我们的罪必需由神解决。无论天主教还是新教徒，向牧师或神父承认堕胎的罪是很重要的。这并不是说我们就不向神直接承认我们的罪。和解圣礼是耶稣给我们的礼物。所有罪的根源就是骄傲；它的解药就是谦卑；向神任命的代表承认自己的罪需要巨大的谦卑。神父，长老，牧师不是自己个人行为；他是以神的名义并代表他的教会，给与神的宽恕（赦罪）。堕胎的羞愧使我们对他人在认罪上保持缄默是骄傲的源头，在我们走向耶稣的胜利路上，骄傲给敌人一个据点。雅各书5:15-17说，"所以你们应当彼此认罪，互相代求，这样你们就可以痊愈..."

2.　　见70页。读歌林多后书5:17-21 中和好的职分。和好的后果是什么？

3.　　在希腊语中，宽恕是"aphiemi"，意思是让其从某人的权力，占有离去，让其得自由，逃离。（Strong's 在线索引）在本质上，圣经宽恕的意图就是消减某人的损失。在你的日志里画一幅关于原谅他人的文字图，"未原谅"被一根绳子系在"不原谅"的背后。

不原谅是一种我们把自己牢牢的拴在我们最讨厌的事上的手段。原谅是练习切断损失，切断拴在你背后的他人。在诗篇51，大卫忏悔他和拔示巴通奸的罪，和使她丈夫乌利亚被谋杀（血罪）的罪。大卫祈求神的怜悯并请他给他一颗纯洁的心。经文17说神所要的祭就是破脆的灵和破脆痛悔的心。如果我们仍然因堕胎决定而拒绝神的宽恕，那么我们就是紧抓住骄傲的灵不放，并且以自我为中心。神想要的是谦卑，破脆，痛悔的心。

约翰一书I 1:9

9我们若认自己的罪, 神是信实的, 是公义的, 必要赦免我们的罪, 洗净我们一切的不义。

歌林多后书5:17-21

17我有此意, 岂是反复不定麽? 我所起的意, 岂是从情欲起的, 叫我忽是忽非麽? **18**我指着信实的神说, 我们向你们所传的道, 并没有是而又非的。**19**因为我和西拉并提摩太, 在你们中间所传神的儿子耶稣基督, 总没有是而又非的, 在他只有一是。**20**神的应许, 不论有多少, 在基督都是是的。所以藉着他也都是实在(实在:原文是阿们)的, 叫神因我们得荣耀。**21**那在基督里坚固我们和你们, 并且膏我们的就是神。

4. 下面两例解释了骄傲和破脆(谦卑, 痛悔) 的人之间的不同。从下列中选择任何你渴望的或适合你的态度的以及任何你藏在心里的对堕胎不可原谅的事。列表选自南希·迪莫斯的《神唤醒的心》。

骄傲的人.....

☐ 关注别人的失败。

☐ 爱挑剔, 吹毛求疵；用显微镜看别人的缺点, 用望远镜看自己的；瞧不起别人。

☐ 自以为是, 看不起别人。

☐ 有独立的, 自给自足的精神。

☐ 必须证明自己是对的。

☐ 主张权利, 有支配欲。

☐ 自我保护自己的时间, 权利, 和声誉。

☐ 渴望被服侍。

☐ 渴望成功。

☐ 渴望自我提升。

☐ 和别人保持距离。

☐ 容易责怪别人。

☐ 所关心的是受尊敬, 和别人对自己的想法和看法；工作以保护自己的形象和声誉。

☐ 希望确信自己有罪时没人能发现；本能的掩饰罪。

☐ 很难说, "我错了；你会原谅我么？"

☐ 关心自己罪的后果。

☐ 等待别人来请求原谅如果他们之间有误会或者冲突。

☐ 不认为自己有什么可忏悔的。

破脆的人.....

☐ 因自己灵命的需要而不堪重负。

☐ 有同情心的；能够原谅别人因为自己已被别人原谅；认为别人比自己好。

☐ 认为别人比自己好。

☐ 有依靠心理；认识到自己需要别人。

☐ 愿意屈服, 正确的就是正确的。

☐ 放弃自己的权利；性格温顺。

☐ 自我否认。

☐ 动机是服侍他人。

☐ 动机是忠实和使他人获得成功。

☐ 渴望提升他人。

☐ 愿意冒险接近别人并与其亲密。

☐ 接受个人责任并能看见在当时的情况下自己错在哪里。

☐ 关心真实；自己关心的不是别人在想什么而是神知道什么；愿意为自己的声誉死。

☐ 一旦心碎, 不在乎谁知道或谁会发现；愿意被揭露因为自己没有什么损失。

☐ 很快承认失败并寻求原谅, 如果需要的话。

☐ 为自己罪的根源悲伤, 而不是事情本身。

☐ 当与别人有误会或冲突时主动去调和；自己奔向十字架；想看看自己是不是第一个到达者, 不在乎别人有多错。

☐ 意识到自己需要一颗持续忏悔的心。

71

原谅是一种意志行为, 而不是一种情感。在麦克斯·卢卡杜著的《鼓舞人心的圣经学习》一书中, 他写到, "迈向宽恕的第一步是把对方看作人, 而不是伤害的源头。"（卢卡杜, 1995）当神让他唯一的儿子耶稣为我们的罪而死, 他是如是做的...他看到我们人的价值。他成为我们中的一员, 结果, 当他被钉在十字架上时, 他可以看着那些迫害他的人并请求神饶恕他们。麦克斯·卢卡杜继续说: "当你原谅他人时, 你会前所未有地靠近神, 因为在那原谅里你阐述了一颗神的心, 怜悯的王。如果你想了解神, 如果你想更靠近他, 那么今天就原谅他人。"

5. 见73页。读马太福音18:21-35 有关不原谅他人的仆人的比喻。
    想想神原谅了你的哪些债?

6. 在你的生活中有"同伴"是你不可原谅的吗?

    我（米莉）有次听到一个福音传教士说: "你选择被冒犯。"那让我很难理解直到最终神向我展示了ABC行为治疗（我这样称它）, 它也被称为 REBT, 伊利的合理化情绪行为治疗。(albertellisinfo.com)

7. 参阅第四章生气的周期并根据歌林多后书10:5 所述在日志中记下我们是怎么选择被冒犯...或选择不被冒犯的。见73页。请记住当时我们的感情受我们的思想（或信仰）控制。

8. "亲爱的神, 我选择原谅——。我把他们从我的判决中释放并把他们放置到你的怜悯和正义的手中。"

9. 回读第三章, 问题13, 对你在**生活影响线上**例举的每一个损失, 释放任何你可能藏在心中的和你的损失有联系的不可饶恕的人。在日志中作记录。

    有时我们说我们不能原谅因为我们没有"感到原谅", 或者说我们将会原谅, 但是我们将"永远不会忘记。"一旦我们在这次康复旅程中用手接受宽恕和通过神的眼睛, 他的爱, 怜悯, 和正义来看这次治疗加油站, 以上两种说法都仅仅是借口。当我们真正的原谅自己和别人..., 当我们再记起那事时也不会受伤。

马太福音18:21-35

21那时彼得进前来, 对耶稣说, 主阿, 我弟兄得罪我, 我当饶恕他几次呢？到七次可以吗？ **22**耶稣说, 我对你说, 不是到七次, 乃是到七十个七次。**23**天国好像一个王, 要和他仆人算账。**24**才算的时候, 有人带了一个欠一千万银子的来。**25**因为他没有什么偿还之物, 主人吩咐把他和他妻子儿女, 并一切所有的都卖了偿还。**26**那仆人就俯伏拜他说, 主阿, 宽容我, 将来我都要还清。**27**那仆人的主人, 就动了慈心, 把他释放了, 并且免了他的债。**28**那仆人出来, 遇见他的一个同伴, 欠他十两银子, 便揪着他, 掐住他的喉咙, 说, 你把所欠的还我！**29**他的同伴就俯伏央求他, 说, 宽容我吧, 将来我必还清。**30**他不肯, 竟去把他下在监里, 等他还了所欠的债。**31**众同伴看见他所作的事, 就甚忧愁, 去把这事都告诉了主人。**32**于是主人叫了他来, 对他说, 你这恶奴才, 你央求我, 我就把你所欠的都免了。**33**你不应当怜恤你的同伴像我怜恤你吗？**34**主人就大怒, 把他交给掌刑的, 等他还清了所欠的债。**35**你们各人若不从心里饶恕你的弟兄, 我天父也要这样待你们了。

歌林多后书10:5

5将各样的计谋, 各样拦阻人认识神的那些自高之事, 一概攻破了, 又将人所有的心意夺回, 使他都顺服基督。

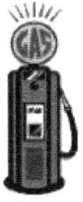

真理加油泵:

"要互相友爱,存温柔的心,彼此饶恕,就像神在基督里饶恕了你们一样。" 以弗所书
4:32

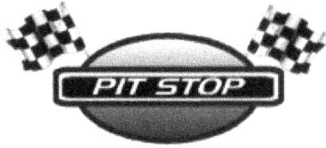

总结问题:解释忏悔的心的重要性(诗篇51)。从你接受神宽恕你堕胎的经历之中学着原谅别人,原谅自己。

"在我们这个悲惨的世界里, 我们都有悲伤...它伴随着最痛苦的挣扎...完全的解除痛苦是不可能的, 除了时间能淡忘一切。现在你不能意识到你将会感觉好些。 不是么？然而这是一个错误的理解。你肯定会高兴起来。知道这点, 这点肯定是真的, 会让你现在少难受点。我有足够的经历证明我所说的话。"

~阿伯拉罕·林肯

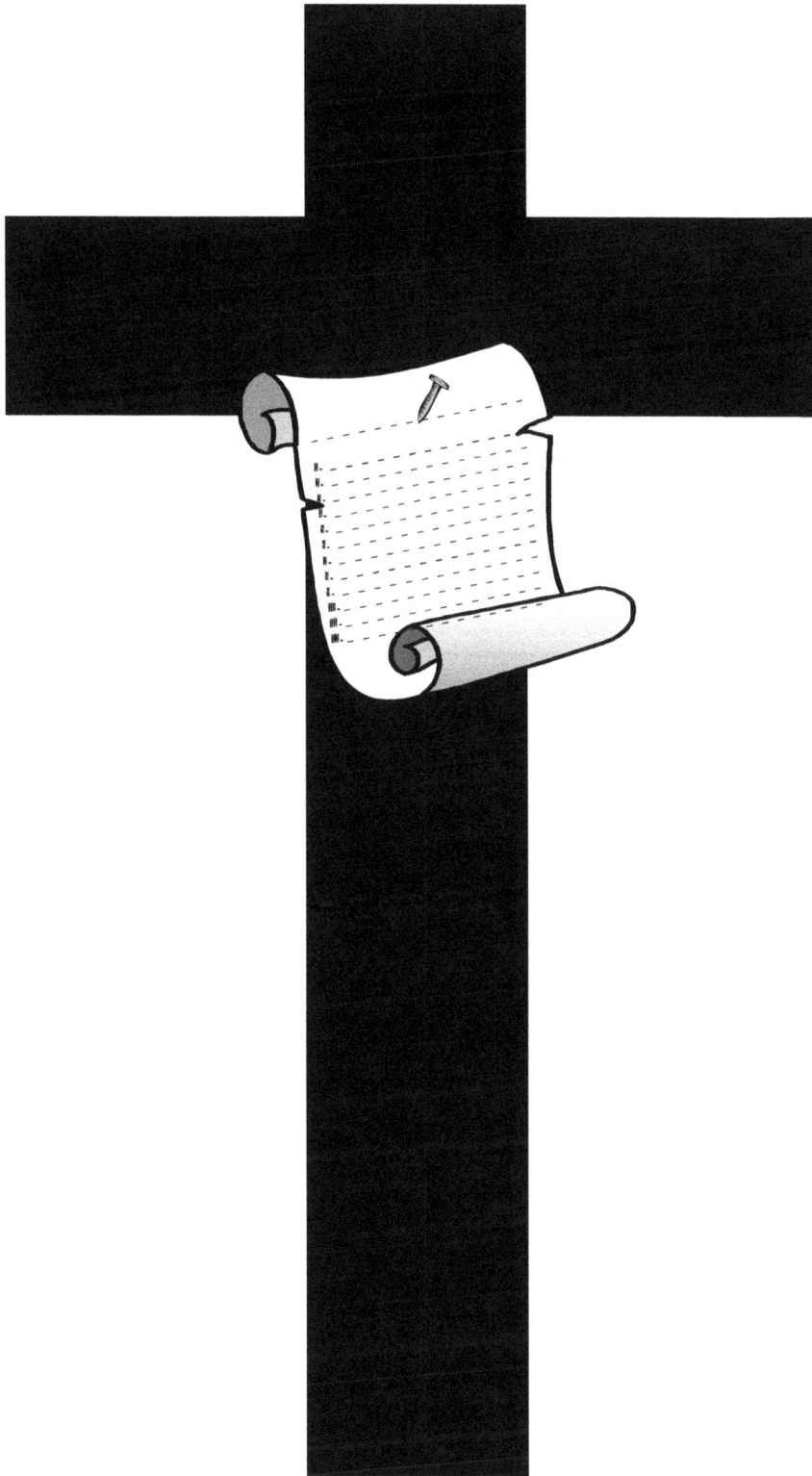

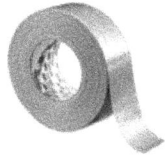

性科学
粘接和打破性的束缚

根据创世纪2:24, 当一个男人和女人有亲密的性关系时, 他们成为一体。由神的形象而造, 人是很复杂的, 多维的生命。我们有智力, 道德, 情绪, 身体和社会存在。所有这些存在使我们成为一个完整的人。我们的性欲贯穿以上每个领域, 并且我们的性生活会影响每个领域, 同时影响到我们整个人。大脑是我们最大的性器官。每次性冲动都开始于大脑。在性唤起和释放时大脑释放各种化学元素和激素。这些化学元素给与我们一种美好的感受, 并使我们想再次重复这行为。因而, 在我们开始性这条路后, 我们很有可能继续性行为。而且, 如果两人关系中断, 很可能在我们下一个交友关系中更快地开始性行为。

荷尔蒙催产素把人与人之间的关系就如超强胶水一样粘连在一起。科学家们早就知道一夫一妻制的脯乳动物释放催产素, 随便交配的脯乳动物不释放催产素。（http://www.oxytocin.org/oxytoc/love-science.com.html）在一夫一妻制的脯乳动物中的研究中发现阻止他们释放催产素会导致他们杂配, 如给杂配的脯乳动物注射催产素会使他们成为单配偶脯乳动物。科学家们知道女人在生产和脯乳期释放催产素, 因而他们开始研究催产素在人与人之间的关系中起什么作用。他们发现男人和女人在有性欲和做爱时释放很多催产素... 并确定催产素在粘连两人关系中起作用, 并以粘连他们为终身伴侣为目的。然而, 在我们的性社会观里, 在那些有多个性伙伴的人中, 科学家们开始发现催产素是如何在多个伙伴中受损的... 催产素在每下一个性伙伴中减少。黏贴性质就如胶布。多个性伙伴就如反复使用胶布。在重复使用几次后, 它就不粘了。这主要是由于我们的身体在情感受伤期间释放被称作麻醉剂的内啡肽。情感受伤越多, 就产生和释放更多的麻醉剂。越多的麻醉剂被释放, 就产生和释放越少的催产素。

在下页日志中, 做如下事情:

1) 写下以前每个性伙伴的名字。
2) 承认每个性罪都是违背神, 对方, 和违背自己的身体的。
3) 忏悔并请求神的宽恕, 相信他洗净你所有的邪恶。
4) 原谅任何对你犯罪的人, 或请求任何因你而受害的人的原谅。
5) 丢弃与之有关的所有个人物品或提醒物。
6) 请求神打破与前伙伴的心灵纽带或情谊。
7) 改变对那人旧的思维模式。从已经发生的事上发掘那些根深蒂固的谎言并找到真理, 认真领会歌林多后书10:5 所述。
8) 请求神恢复你的纯洁并保持贞操直到结婚。

写完后, 你可任意的把它撕碎并烧掉。然后把红色的水倒进纸灰里以表示耶稣的血已覆盖了所有的罪。

我的旅程

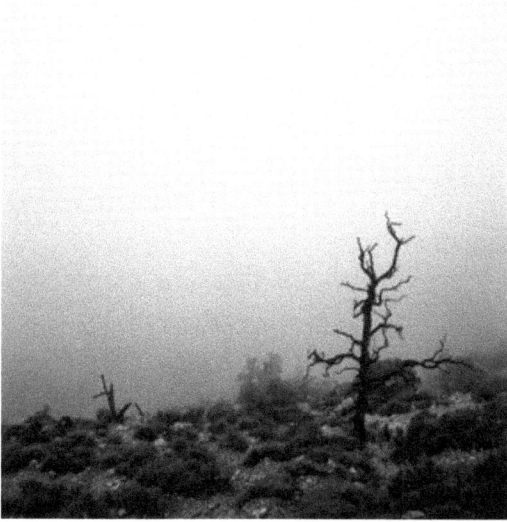

第六章

抑郁之谷

　　每个人都会来到有几条路供其选择的生活十字路口。一条通向黑暗，它会把你带到无助和绝望的抑郁之谷。另一条通向光明，它渴望把你带向真理，在那里希望满满并让你站起来。

　　当我们面对改变生命的选择时，如果我们能够看清如此不同的两条路，就会很容易做选择。但不幸的是，我们常常不能看见，因为我们的视觉因负面情感影响，它掩盖了我们的洞察真理的能力；因在恐惧的中央...谎言成为我们的真理。

　　当你发现你面对未计划的怀孕时，情绪难以控制。在你考虑选择哪条路时，你思维混乱。我(雪莉)记得我当时就是那种情况。当我选择相信那只是块组织而不是个孩子时，堕胎选择合理化了。

　　在一个男人或女人自愿，或不得已，或被强制堕胎后，他/她会马上发现他们走进了抑郁之谷。一种持续的伤感变得如此沉重以至难以呼吸...就像缓慢的死亡。在申命记30:19 神说："我今日呼天唤地向你们作证，我把生与死，福与祸，都摆在你面前了；所以你要选择生命，好让你和你的后裔都可以活着。" 堕胎不仅夺去了一个无知小孩的生命，而且把死亡吹进母亲和父亲。堕胎的经历打开了死亡之门并走向黑暗。

　　抑郁会毁灭你；然而，如果我们用一颗真诚的心向神伸手求救，他会抓住我们的手。"我曾切切等候耶和华；他转向我，听了我的呼求。他把我从荒芜的坑里，从泥沼中拉上来；他使我的脚站在磐石上，又使我的脚步稳定。"(诗篇40:1，2)

为了走出抑郁之谷,我们必须选择光明并说出真相。(约翰福音3:20, 21)说出的话比未说出的话更有力。(箴言18:21) 在你"感到"你又在退滑向抑郁(死)时,大声喊出来,并相信神。"如果不是耶和华帮助我,我早就不在人世了。我说:*"我失了脚"*,耶和华啊! 那时你的慈爱就扶持我。我心里充满忧虑的时候,你就安慰我,使我的心欢乐。"(诗篇 94:17-19)

1. 在你堕胎之后你和诗篇作者在诗篇32:3-5(见82页)处有何相似?用几个字形容下你的感受。

2. 见82页神承诺过什么?

   诗篇30:11, 12

   诗篇40:3

   以赛亚书42:16

   以赛亚书61:1-3

3. 见82页。读诗篇141:3 和诗篇19:14。你打算采取什么步骤来改变你对从死到生的认识?

内疚

内疚是一种情感体验,它会在一个人意识到或相信他或她违反了道德标准或法律时发生。那些选择堕胎的男人或女人在某个点上会认为他或她选择杀死未出生的孩子而不是本能地保护孩子。由承认这种罪的责任感而引起的懊悔会随之而来。男人或女人会尝试忽视这种内疚,但是内疚呈现在外向行为之前只是个时间问题。那些被强制堕胎的人感到绝望无助并常常责怪自己让此事发生。

假内疚是基于自责,表面的(语言上的)悲伤会导致远离神。(歌林多后书7:11) 如果你继续自责甚至承认自己的罪并请求神的宽恕,或者在不是你的罪的情况下你也继续责难自己,这也是假内疚,而且它会在意识深处导致无价值的观念。

真内疚会激励我们改变,激励虔诚的悲伤或懊悔,它们会帮助我们理解我们犯的罪并需要宽恕。"因为依照神的意思而有的忧伤,可以生出没有懊悔的悔改,以致得救;世俗的忧伤却会招致死亡。"(歌林多后书7:10)

诗篇32:3-5

3我闭口不认罪的时候,因终日唉哼而骨头枯乾。

4黑夜白日,你的手在我身上沉重;我的精液耗尽,如同夏天的乾旱。(细拉)

5我向你陈明我的罪,不隐瞒我的恶。我说:我要向耶和华承认我的过犯,你就赦免我的罪恶。(细拉)

诗篇30:11, 12

11你已将我的哀哭变为跳舞,将我的麻衣脱去,给我披上喜乐,

12好叫我的灵(原文是荣耀)歌颂你,并不住声。耶和华—我的神啊,我要称谢你,直到永远!

诗篇40:3

3他使我口唱新歌,就是赞美我们神的话。许多人必看见而惧怕,并要倚靠耶和华。

以赛亚书42:16

16我要引瞎子行不认识的道,领他们走不知道的路;在他们面前使黑暗变为光明,使弯曲变为平直。这些事我都要行,并不离弃他们。

以赛亚书61:1-3

1主耶和华的灵在我身上;因为耶和华用膏膏我,叫我传好信息给谦卑的人(或译:传福音给贫穷的人),差遣我医好伤心的人,报告被掳的得释放,被囚的出监牢;**2**报告耶和华的恩年,和我们神报仇的日子;安慰一切悲哀的人,**3**赐华冠与锡安悲哀的人,代替灰尘;喜乐油代替悲哀;赞美衣代替忧伤之灵;使他们称为公义树,是耶和华所栽的,叫他得荣耀。

诗篇141:3

3耶和华啊,求你禁止我的口,把守我的嘴!

诗篇19:14

14耶和华—我的磐石,我的救赎主啊,愿我口中的言语、心里的意念在你面前蒙悦纳。

诗篇51

1（大卫与拔示巴同室以後，先知拿单来见他；他作这诗，交与伶长。）神啊，求你按你的慈爱怜恤我！按你丰盛的慈悲涂抹我的过犯！2求你将我的罪孽洗除净尽，并洁除我的罪！3因为，我知道我的过犯；我的罪常在我面前。4我向你犯罪，惟独得罪了你；在你眼前行了这恶，以致你责备我的时候显为公义，判断我的时候显为清正。5我是在罪孽里生的，在我母亲怀胎的时候就有了罪。6你所喜爱的是内里诚实；你在我隐密处，必使我得智慧。7求你用牛膝草洁净我，我就乾净；求你洗涤我，我就比雪更白。8求你使我得听欢喜快乐的声音，使你所压伤的骨头可以踊跃。9求你掩面不看我的罪，涂抹我一切的罪孽。10神啊，求你为我造清洁的心，使我里面重新有正直（或译：坚定）的灵。11不要丢弃我，使我离开你的面；不要从我收回你的圣灵。12求你使我仍得救恩之乐，赐我乐意的灵扶持我，13我就把你的道指教有过犯的人，罪人必归顺你。14 神啊，你是拯救我的神；求你救我脱离流人血的罪！我的舌头就高声歌唱你的公义。15主啊，求你使我嘴唇张开，我的口便传扬赞美你的话！16你本不喜爱祭物，若喜爱，我就献上；燔祭，你也不喜悦。17神所要的祭就是忧伤的灵；神啊，忧伤痛悔的心，你必不轻看。18求你随你的美意善待锡安，建造耶路撒冷的城墙。19那时，你必喜爱公义的祭和燔祭并全牲的燔祭；那时，人必将公牛献在你坛上。

诗篇25：3

3凡等候你的必不羞愧；惟有那无故行奸诈的必要羞愧。

诗篇34：4, 5

4我曾寻求耶和华，他就应允我，救我脱离了一切的恐惧。5凡仰望他的，便有光荣；他们的脸必不蒙羞。

以赛亚书54：4-8

4不要惧怕，因你必不致蒙羞；也不要抱愧，因你必不致受辱。你必忘记幼年的羞愧，不再记念你寡居的羞辱。5因为造你的是你的丈夫；万军之耶和华是他的名。救赎你的是以色列的圣者；他必称为全地之神。6耶和华召你，如召被离弃心中忧伤的妻，就是幼年所娶被弃的妻。这是你神所说的。7我离弃你不过片时，却要施大恩将你收回。8我的怒气涨溢，顷刻之间向你掩面，却要以永远的慈爱怜恤你。这是耶和华—你的救赎主说的。

4. 在诗篇51，在大卫的祈祷中，我们找到一个真内疚的例子。 见83页。在读诗篇时想想你自己的堕胎经历. 你仍然为你的堕胎感到内疚吗？如果是，为什么？你对堕胎的选择已经感到虔诚的悲哀了吗？如果没有，为什么不现在就用自己的话表示？请写在日志的页面上。

羞愧

很多时候，男方或女方在堕胎之后会感到羞愧。羞愧是一种因你堕胎的经历而带给自己和他人的不名誉的感觉。羞愧这个词是从另一个单词"遮掩"发展而来。当你经历堕胎时，你就想把它遮掩起来，这样做会使你精疲力尽，因为你尽一切努力保护自己免受被拒绝的伤害。

5. 有没有某些堕胎的经历仍使你感到羞愧？解释。有没有对于某个人你是羞于告诉的？如果是，为什么？

6. 见83页。读下列经文。关于羞愧他们是怎么说的？神在他的话中对从羞愧中解脱做了什么承诺？

诗篇25：3

诗篇34：4，5

以赛亚书54：4-8

希伯来书12：2 见86页。

焦虑

堕胎之后的焦虑会使我们消沉并阻止我们在治疗的旅途上前进。（路加福音21：34）焦虑可能会在堕胎的周年日或孩子出生纪念日增加。如果焦虑得不到缓解，它可能导致痛苦并引起身体和精神上的痛。

7. 在痛苦的时候，罗马书8：26（见86页）能够提供真理和安慰。那真理和安慰是什么？

8. 眼泪可以洁净心灵和表达痛苦。神在诗篇126:5 和启示录7:17 中承诺了什么？

9. 神会用我们的眼泪做什么？（诗篇56:8）见86页

自杀

　　未解决的悲痛可能对堕胎后的男性或女性成为很重的负担。他/她可能会感觉没有人关心他们！一些想法如"我没有权力继续生活下去！"会一遍又一遍地出现在脑海以至于创伤变得艰难,难以面对...他们甚至会想他们应该受到死的惩罚或者有很强的和他们的孩子在一起的愿望。他们甚至会有自杀的计划,因为他们找不到出路...但是,这里有出路！**自杀永远不是答案！**

10. 根据彼得前书5:6-9 和以弗所书6:13-18,谁是我们的敌人,以及我们怎样阻止敌人？见86页。

11. 见87页,约翰福音10:10,撒旦和小偷作比较。他想对你做什么？经文是怎样说耶稣的？

　　对神来说你是宝贵的！（约翰福音3:16）你作为神的孩子这一身份是基于耶稣是谁以及他在十字架上做了什么,而不是你过去做了什么或发生了什么。（诗篇103:10-12）

12. 见87页,读下列经文。通过他的话神给你传达了什么信息？

　　罗马书8:1-2

　　罗马书8:28, 31-39

　　腓立门书1:6

　　希伯来书4:16

希伯来书12:2

2仰望为我们信心创始成终的耶稣(或作:仰望那将真道创始成终的耶稣)。他因那摆在前面的喜乐, 就轻看羞辱, 忍受了十字架的苦难, 便坐在神宝座的右边。

罗马书8:26

26况且我们的软弱有圣灵帮助, 我们本不晓得当怎样祷告, 只是圣灵亲自用说不出来的叹息替我们祷告。

诗篇126:5

5流泪撒种的, 必欢呼收割!

启示录7:17

17因为宝座中的羔羊必牧养他们, 领他们到生命水的泉源; 神也必擦去他们一切的眼泪。

诗篇56:8

8我几次流离, 你都记数; 求你把我眼泪装在你的皮袋里。这不都记在你册子上麽?

彼得前书5:6-9

6所以, 你们要自卑, 服在神大能的手下, 到了时候他必叫你们升高。**7**你们要将一切的忧虑卸给神, 因为他顾念你们。**8**务要谨守, 儆醒. 因为你们的仇敌魔鬼, 如同吼叫的狮子, 遍地游行, 寻找可吞吃的人。**9**你们要用坚固的信心抵挡他, 因为知道你们在世上的众弟兄也是经历这样的苦难。

以弗所书6:13-18

13所以, 要拿起神所赐的全副军装, 好在磨难的日子抵挡仇敌, 并且成就了一切, 还能站立得住。**14**所以要站稳了, 用真理当作带子束腰, 用公义当作护心镜遮胸, **15**又用平安的福音当作预备走路的鞋穿在脚上。**16**此外, 又拿着信德当作?牌, 可以灭尽那恶者一切的火箭; **17**并戴上救恩的头盔, 拿着圣灵的宝剑, 就是神的道; **18**靠着圣灵, 随时多方祷告祈求; 并要在此儆醒不倦, 为众圣徒祈求。

约翰福音10:10

10盗贼来，无非要偷窃，杀害，毁坏；我来了，是要叫羊(或作：人)得生命，并且得的更丰盛。

罗马书8:1-2

1如今，那些在基督耶稣里的就不定罪了。**2**因为赐生命圣灵的律，在基督耶稣里释放了我，使我脱离罪和死的律了。

罗马书8:28, 31-39

28我们晓得万事都互相效力，叫爱神的人得益处，就是按他旨意被召的人。

31既是这样，还有甚麽说的呢？神若帮助我们，谁能敌挡我们呢？**32**神既不爱惜自己的儿子，为我们众人舍了，岂不也把万物和他一同白白的赐给我们麽？**33**谁能控告神所拣选的人呢？有神称他们为义了(或作：是称他们为义的神麽)**34**谁能定他们的罪呢？有基督耶稣已经死了，而且从死里复活，现今在神的右边，也替我们祈求(有基督....或作是已经死了，而且从死里复活，现今在神的右边，也替我们祈求的基督耶稣麽)**35**谁能使我们与基督的爱隔绝呢？难道是患难麽？是困苦麽？是逼迫麽？是饥饿麽？是赤身露体麽？是危险麽？是刀剑麽？**36**如经上所记：我们为你的缘故终日被杀；人看我们如将宰的羊。**37**然而，靠着爱我们的主，在这一切的事上已经得胜有馀了。**38**因为我深信无论是死，是生，是天使，是掌权的，是有能的，是现在的事，是将来的事。**39**是高处的，是低处的，是别的受造之物，都不能叫我们与神的爱隔绝；这爱是在我们的主基督耶稣里的。

腓立比书1:6

6我深信那在你们心里动了善工的，必成全这工，直到耶稣基督的日子。

希伯来书4:16

16所以，我们只管坦然无惧的来到施恩的宝座前，为要得怜恤，蒙恩惠，作随时的帮助。

真理加油泵:

"你们不要怀念先前的事, 也不要思念古时的事。"看哪! 我要作一件新的事; 现在它要发生了, 难道你们还不知道吗? 我要在旷野开一条道路, 在荒地开挖江河。"   **以赛亚书43:18, 19**

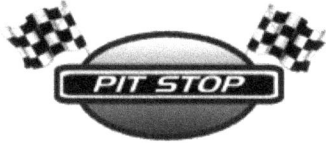

总结问题:我学到的一个新的让自己不再停留在抑郁谷的方法是...

我可以采取哪些步骤帮助自己生活的更好?

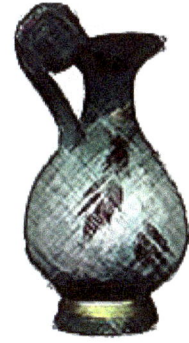

眼泪壶的传说

布莱仁特·怀特, 博士

在古希腊的干燥气候时期, 水是最宝贵的。当一个人为死者哭泣, 从自己体内给出水被认为是一种牺牲. 他们用一种很小的壶或者如图所示的(实体大小)"眼泪壶"接住宝贵的眼泪。眼泪成为圣水并可把它洒在门口以避邪或者用于给生病孩子的头额降温。

直到主人有丧失父母, 兄弟姐妹, 孩子, 或配偶的经历后, 眼泪壶才会上漆。在那之后, 哀悼的人用复杂的设计来装饰壶, 并且在现代希腊仍然可以找到一些这样的壶。

这个古老的习俗象征着深深哀悼的人发生的改变。他们不再被人的哀痛吓倒。因为他们自己经历过同样深的哀痛, 并且走了出来。就如眼泪壶一样, 现在他们可以陪同其他哀悼的人一起, 并收集他们的眼泪。
(布莱仁特·怀特)

备注: 人体平均有10加仑水。早期基督徒死后, 眼泪壶会和他们一起埋葬, 因为他们知道神会珍视他们的眼泪。
读诗篇56:8

说出你的感受是治疗的第一步！

~米莉·蕾斯
　　教育硕士，执证心理咨询师

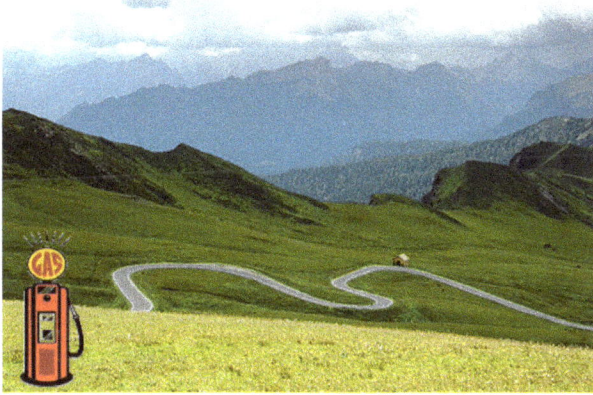

第七章

神背着我们走

　　记得几年前我拿起一张纸，上面的标题是：(在基督里)我是谁。我(米莉) 把纸上写的真理挂在我职业咨询办公室里好几年。为什么？在我的客户中至少有90%的人经历过自我价值的挣扎。但是，这并不是他们表面呈现的问题，他们所呈现的问题可能是关系问题，成瘾问题，哀痛，等等。然而，有时在会诊途中，我感到应该给他们介绍这些概念。很多次，当我的客户听到如下几行时就会开始哭泣... **"我是被爱的；我是被选择的；我是新造的；我与神和好了；我是圣徒；我和基督同为后嗣；我是正义和圣洁的；我从罪中被释放；我的罪已被付清；我被赎回并被宽恕；我是他神性的分享者；我在基督里是完全的；我是他丰盛恩典的接受者。"** 神用他的恩典承载我们。

　　以弗所书2:8,9 说："你们得救是本乎恩，也因着信；这并不是出於自己，乃是神所赐的；也不是出於行为，免得有人自夸。"我不可能好到可以得到或者可以买到它...因为恩典是份礼物！我之所以可以写本章节只是因为我受到神的恩典。现实的创伤和堕胎的罪太重...我最终把一切放在十字架下。基督的宝血和他的死，埋葬和复活已经战胜罪并把我从过去释放。在承认我的罪并请求神的宽恕之后，只需要我心甘情愿的诚服于神，一位爱我并渴望给我丰盛恩典的神。神正伸出双手等着授恩于你。你会接受吗？

居住在恩典里是一种习得行为。神比你更关心你是否使用了全部的潜能，成为一个你应该成为的人！还记得在第二章末，那只看镜子的猫吗？

神有计划，而且堕胎不是其中之一；但他让这发生，是因为他给我们自由意志。神允许他所恨的以完成他所爱的。因此，如果我们用心和灵靠近神，他就要重建我们，并使我们成为他神圣的性灵的分享者。（彼得后书1:4）哦！何等的爱！以弗所书2:10 说："我们原是他的工作，在基督耶稣里造成的，为要叫我们行善，就是神所预备叫我们行的。"所以，他的恩典比所有罪大. **我们需要被恩典唤醒！**我们怎能沐浴在恩典的大河中而不想也感受不到堕胎的经历在淹没我们？灵性的成长是手造的，而不是批量生产的。

1. 见94页。读约翰福音7:37，38。你必需要怎么做才能有源源不断的活水从你流出？

2. *"爱扶起我"* 这首歌是霍华德·史密斯在1911 年写的。副歌部分写道："爱扶起我，爱扶起我，在绝望困苦中，爱扶起我。"（史密斯）你感到爱把你从堕胎的抑郁之谷扶到一个充满了神的宽恕，怜悯，和恩典的地方吗？如果还没有，祷告，检查你的良心，并请求神让你看看是什么使你怀疑或阻拦你的信仰。把你的想法和祷告写在这里。

3. 你感到蒙受神的恩典了吗？没有"感受 "到被宽恕是很正常的。但是，记住，宽恕并不是基于你的感受而是基于神爱我们的真理。如果你确实感受到承蒙神的恩典，他宽恕了你堕胎的罪或者强迫你堕胎人的罪，并恢复你和他的正常关系，那么就在我的旅程那页给小组写一个"令人信服的，有说服力的演说"，以使小组成员和自己对此真理毋庸置疑。

约翰福音7:37, 38

37节期的末日, 就是最大之日, 耶稣站着高声说:人若渴了, 可以到我这里来喝。**38**信我的人就如经上所说:从他腹中要流出活水的江河来。

以弗所书2:4-7

4然而，神既有丰富的怜悯，因他爱我们的大爱，5当我们死在过犯中的时候，便叫我们与基督一同活过来。你们得救是本乎恩。6他又叫我们与基督耶稣一同复活，一同坐在天上，7要将他极丰富的恩典，就是他在基督耶稣里向我们所施的恩慈，显明给後来的世代看。

在使徒行传8章和9章记载,扫罗是向司提反那样的基督徒扔石头的其中之一。8章说扫罗在毁坏教会。第9章经文里说道扫罗:"向主的门徒口吐威吓凶杀的话,"他会去大祭司那里求文书给大马士革的各个会堂,如果他发现任何信奉这道(早期基督教会)的人,不管男女,都许可他捆绑带到耶路撒冷。但是世界上最坏的谋杀者成了神最伟大的拯救。堕胎是一种谋杀,然而神要在我们的生活中赎回那罪并使我们成为新人。他要我们成为他的福音传播者,告诉他人这承载我们的救赎恩典。扫罗成为传道者保罗。再强调一下,神允许他恨的发生是为了完成他爱的。耶利米哀歌3:22,23中说:"我们不致消灭,是出於耶和华诸般的慈爱;是因他的怜悯不致断绝。每早晨,这都是新的。"

因而感受到神的爱意味着什么呢?约翰派尔,一名基督作者在美国基督徒辅导员协会的会议上是如此描述的,"感受到神的爱的时候,是神在击败每一个与他竞争的渴望的时候。"(派尔,2009)因着他的喜悦而创造了我们,所以他爱我们。想象一张蜘蛛网企图接住一个降落的石头。我们的罪的重量就像降落的石头...除了神纯粹的喜悦和他的力量谁也阻止不了我们。他用双手承载我们。他是至高无上的!那么神对你的爱意味着什么呢?他不懈的追求你的赞美。他不厌其烦地向我们呈现他自己——以展示,证明,或显明他不可测度的恩典。

4.　　见95页读以弗所书2:4-7并思忖神对你的爱。闭上眼睛并想象你站在一帘美丽的瀑布下。让自己感受到神的爱冲洗你身,就如水从头流到全身一样。

5.　　约翰一书3:1说:"你看父赐给我们是何等的慈爱,使我们得称为神的儿女!"当你想到"丰丰满满地给予"这个词时,脑海里会出现什么?

6.　　以弗所书2:10说:"我们原是他的工作,在基督耶稣里造成的,为要叫我们行善,就是神所预备叫我们行的。"即使我们有堕胎的经历,神渴望我们回到他身边。为什么?

约翰福音1:14说: "道成了肉身, 住在我们中间, 充充满满地有恩典, 有真理。我们也见过他的荣光, 正是父独生子的荣光。" 在经文16中又说: "从他丰满的恩典里, 我们都领受了, 而且恩上加恩。" 或者, 我们都领受了不尽的恩典。这种强大的改变, 生命的改变, 神的恩典通过基督丰满的恩典来到我们中间, 使我们看见神的独生子的荣耀, 或者是一缕神给的光照亮我们的心。"我们众人既然敞着脸得以看见主的光, 好像从镜子里返照, 就变成主的形状, 荣上加荣, 如同从主的灵变成的。" (歌林多后书3:18) 在耶稣死在十字架上时, 殿里的幔子裂或撕成两半...为我和你而裂。我们有一片幔子! 我们可以大胆地去王那里, 因为我们与基督一样同为后嗣。

神按照他的喜悦和意愿爱我们并视我们为他的儿(女) 以荣耀他的恩典。神爱我们并不像凡人平常的爱那样: 为了满足我们对爱的渴望或者为了更关心所爱的人, 这种爱也不需要任何超自然的力量。让我们爱的人确信被爱是很自然的。

但是我们的存在是为了荣耀神! 因此神为了他的荣耀用他的恩典承载我们。他渴望赞美! (以弗所书1:1-14) 赞美神的恩典是生命最终目标, 旅途的终点, 而不是我们怎样到达那儿。顺从, 赎回, 恢复到基督的"整体"里才有可能看到神的荣耀, 那种值得赞美的荣耀。他承诺不断改变我们以荣上加荣, 因为我们是依他的形像而造。基督付出他的生命, 来展现神的恩典, 来打动或会吸引我们跟随他。当我们最终理解神的爱, 在生活中经历这种神奇, 我们就会在神前对自己的迷恋谦卑或忏悔, 而且我们会领悟他的荣耀!

> *"带着谦卑和自信, 敞开心扉悔改吧。你慈悯的天父等着你, 因而他可以赐给你宽恕和平安。"*
>
> —— 约翰·保罗二世写给那些堕过胎的人...
>
> 生命的福音, 99

97

真理加油泵：

"从他丰满的恩典里，我们都领受了，而且恩上加恩。" **约翰福音 1:16**

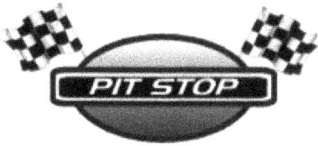

总结问题：解释你对"神背着我们走"的理解。

我的旅程

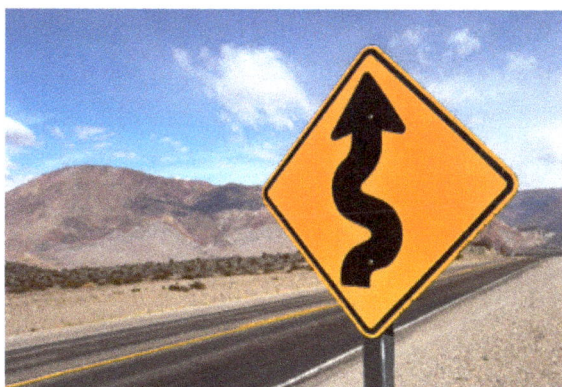

第八章
放手

　　首先, 我(宝莉) 请你抬起你的右手, 然后向背后弯曲, 现在开始轻轻拍你自己... 本次学习到此, 我知道你所付出的艰苦努力, 你值得放松一下自己了。

　　在你之前已有很多男人和女人点亮过这条道路, 在我们的这次旅程中, 本段路途很可能多次出现令人害怕的地方。是承认, 接受, 并放下我们的宝宝的时候了。并不是在我们不知道发生了什么事的情况下放下宝宝, 而是让他们去我们天父那里, 在那里他们会永远安全。我终于明白放手意味着害怕得更少爱得更多。放手并不是说停止关心; 它是说我不能为他人做这事。放手并不是否认而是接受; 放手并不是封闭自己; 而是认识到我不能控制他人。放手不是评判, 而是允许他人犯错。放手承认无能, 也就是说结果并不在我手中。放手不是尝试改变或责备他人; 我只能改变自己。放手不是按照我的意愿调整一切, 而是顺其自然, 放松并珍惜每一时刻。

　　在我自己的治疗旅程中, 直到我参加康复治疗我才承认我的宝宝是个人。第一次, 我说出他的名字:欧文。仅仅说出他的名字已宽慰我的心。说出他的名字给他身份和荣誉。放手我们的宝宝并不是一次就可做到的而是一个过程。就我而言, 在结束治疗学习之后, 我继续哀伤了大概一年的时间。但是这次的情绪不同于我以前的感受。它不再是生气, 沮丧, 或者不原谅, 而只是真实地认识到我的损失。我有时候伤心, 有时候想他, 我认识到这些感受都是正常的。因堕胎而失去我们的宝贝和因癌症失去我们的父母, 因车祸失去我们的朋友是一样的。但是和孩子的连系是独一无二的, 因而损失也是独一无二的。

　　为你死去的孩子哀悼带有一种与众不同的联系。最近在做研究的时候, 我(米莉) 了解到美国儿科学会的科学家们发现在母亲怀孕期间细胞在母体和胚胎之间有交换。

这个过程的名叫微嵌合体(FMC)并且已经"证明能留在宿体内多年,很可能在正常妇女体内终身循环。"在正常怀孕期间,胎儿的细胞进入母体循环系统。母体血液循环系统里有胎儿的细胞的证据早在妊娠4-5周时被发现。(安妮斯提芬, 2002)说到连系...与众不同的联系!损失的证据是在我们体内,难怪不仅仅是情绪上的损失,确切地说...也是我们身体内的损失!!

死亡触动了我们的生活,我们需要为死亡哀悼——不仅是母亲,还有父亲,家庭成员,以及任何一个受到堕胎经历影响的人。我丈夫戴尔先生曾多次给我说起他有多么想庆祝他女儿的周岁生日,庆祝她第一天入学,或者陪她踏进婚礼的殿堂。

参加你所爱的人的葬礼并不是说当你离开那儿后你就不再悲伤或不再想念他们了。但是参加葬礼确实帮助你不再期待在人世间再看见他们。这是追悼会的目的——帮助你通过名字认你的孩子,通过特殊的方式庆祝他们的圣洁而给他们荣誉,然后把你的孩子交给神。他在马太福音5:4中保证:"哀恸的人有福了!因为他们必得安慰。"同时,在歌林多后书5:6-8,圣经说当我们离开身体便是与主同住。

我最喜欢的经文之一是希伯来书11:1,"信就是所望之事的实底,是未见之事的确据。"我(米莉)从小到大都知道我有个姐姐在天堂。她出生在我之前,但是因为脑积水一出生就死了。我母亲常常说起她的名字,维吉利亚·安。

多年之后,我母亲因为癌症奄奄一息,我们会说起天堂,聊聊天堂会是什么样子——金色的街道,而且是的...母亲可以见到维吉利亚·安!在我母亲死后不久的一个晚上,因为思念母亲而伤心哭泣。哦,我渴望见到她。母亲是我最好的朋友!突然,我感到我被卷入上空到一个精神世界...母亲在那里——她并没有生病,而是年轻漂亮!她抱着她的宝贝,维吉利亚·安,她胖嘟嘟的,健康可爱!我不停地向她们伸手,但是母亲和她的宝贝穿过一个像舞台幕布一样的东西,我再也不能摸到或看到她们。就在我知道我不能再向前一步时,我看见一片闪烁的光海。

在我靠近看时,我可以看见他们...千百万的婴儿都等着我抱起他们!然而就在发生这一切时,一切又都结束了,而我也回到我的现实世界。哇,都发生了什么?我开始请求神帮我理解这一切。因他知道我和丈夫有个女儿,并在1979年我们选择了堕胎,我想这或许是他给我们的一个应许,是的,有那么一天我们会在天堂抱着她。

而且，圣灵似乎轻轻地说不仅我们有天能抱着我们的女儿，而且其他父母也能抱起他们的因堕胎而死的孩子们。神要所有的堕过胎的父母都来认识他，这样他们就能在天堂享受和孩子们重聚的奇妙欢乐。就如画家琳恩·玛丽·戴维斯在她的耶稣是接生者一课中所演示的，我们孩子的灵与耶稣在一起，因为在堕胎的手术台上耶稣为他们接生！（戴维斯，2009）而且，希伯来书12:1 说我们被"许多见证人，如同云彩"包围。

　　因此，信仰是未见之事的确据。尽管我们从没有见过我们堕掉的孩子，神能允许我们知道他们是男是女。如果神还没有向你揭示谁是你的孩子，他的性别和姓名，那么我现在邀请你花时间祈祷并请求神显示给你。我丈夫和我为我们的女儿起名吉儿·艾利森。

　　在下面空格处，写下主显现给你的孩子。允许自己哭泣，思想，感受，想象他们的样子，梦想他们可能会成为的人。说你好，并写下在天堂见面后你想说的事。然后请求神向你显示你和你的家人向他或她说再见的方式，并把他们交给神照顾。有人种一棵树，有人买一个玩具熊并把它打扮成一个女孩或男孩，有人写一首诗或一封信。你可以按你的需要做的尽可能少或尽可能多。你现在也许已经选择了某种方式，在六个月后你也许想用别的方式。这也可以，这是你的哀悼，而且神会领导你走过这次旅程。

当我在天堂见到我的宝贝，我很想说的一件事是...

真理加油泵：

不再有黑夜了，他们也不需要灯光或日光了，因为主神要光照他们。他们要作王，直到永永远远。**启示录22:5**

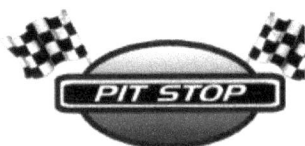

总结问题:我想给我的孩子身份和荣誉，并以下例方式纪念我的孩子...

宝宝名字

有千万个宝宝的名字。你可能已经为自己的孩子想好了名字。
下面这些名字可供你选择。

安娜—母亲

艾比盖—得意的父亲

艾利森—高贵, 尊贵

伯大尼—伯利恒的一个镇

克莉斯多—珠宝

克莉丝汀—基督的追随者

艾玛—完整, 圆满

费滋—忠实可信的人

葛瑞斯—神的青睐

葛罗瑞亚—荣耀者

汉娜—优雅的

凯拉—钥匙的保管者

杰西嘉—财富, 上帝的宠爱

吉儿—少女, 年轻的

娜娥米—喜悦的, 甜美的

奥丽薇娅—和平使者

波琳—谦逊

普莉斯拉—顺从, 可爱

丽蓓卡—和平使者

莎曼撒—倾听者, 神的名字

莎拉—公主

谢娜—美丽

苏菲亚—智慧

若伊—飞翔, 自由

艾莉森—尊敬, 尊贵

安德鲁—男性的, 勇敢的

安吉尔—天使

本杰明—最喜爱的儿子

凯勒—忠诚

丹尼尔—希伯来名字

艾利克—领导者

弗雷德里克—和平领导的统治者

雅各—取而代之者

杰瑞德—家世, 血统

杰森—治愈伤口的人

约翰—上帝仁慈的赐恩

约瑟夫—愿耶和华还会再赐予

希西家—上帝是我的力量

哈里森—尊贵, 领导者

肯尼士—英俊的人

以赛亚—上帝是我助手

路加—卢卡尼亚本地人

马太—上帝的赠礼

彼得—可靠的, 岩石

撒母耳—上帝之名

斯蒂芬—王冠, 尊贵

维克多—征服者

撒迦利—耶和华心仪的人

我的旅程

"堕胎的影响会像一个新生命一样能影响到生活的很多方面。"

--- 米莉·蕾斯

耶稣是接生者

琳恩·玛丽·戴维斯 堕胎康复艺术工作室

材料单

11x14 画布板

1"油画胶带

1"平刷

6 号或 8 号圆白刷

2 号铅笔

棕色夏培细圆珠笔

圆泡沫塑料餐盘做调色板

装水的碗

吸干画笔的纸巾

复印左手和右手(见 110,112 页)

2 张 8.5x11 的描图纸

压克力基础涂料4盎司一支,建议用以下颜色:

肤色(用于白肤色的手)

焦赭 (用于黑/棕肤色色的手)

赭 (用于土肤色的手)

白色

铁黄

浅镉黄

亮红紫

深紫

粉红或玫瑰色

浅蓝

钴天蓝

第一天或第一段时间——大概 30 分钟

1.用你的油画胶带把帆布板四边贴上.基本上你要把外边缘都贴满。

2.用 2 号铅笔把图(110-112 页）的手临摹到你的描图纸上。

3.用铅笔把描图纸上的手从纸的反面描出来。

4.把手的右边放在帆布的上方并把手描在画布上。

5.用棕色永久性笔把手的外围描出来。

画前准备工作做好了。

耶稣是接生者

琳恩·玛丽·戴维斯 堕胎康复艺术工作室

介绍

最初的画是画给我的一个妹妹看的, 她有后-堕胎症, 只要看到/听到堕胎就受折磨。

"那是在我和我妹妹通电话的一天或后一天, 我们没有直接聊到堕胎——更多谈的是她正在应付和治疗的其它的身体上和情绪上的事情。我不知道她有没有把过去和现在联系起来, 但是我知道它们是有联系的。"

"这次, 当我回想我们的谈话并在脑海里浮现一些通常的创伤情景时, 神突然打断我并坚定地说: '那从未发生。' 这句话使我停止思想片刻…然后他用一幅图取代脑海里平时出现的情景。

"我突然茅塞顿开。我'看'着他给我展示的画。当我看着画时, 我意识到他在告诉我关于那天我们认为是事实的——都不是他的事实。他在说: '那从未发生。看, 这是所发生的。'

"在幻觉中我是个即将临盆的女人。我看见神被钉子钉穿的双手伸出来接我的孩子。然后我得到以下领悟:

'在你来这个房间之前我就在这里了。我早就知道会有这么一天所以我在这等你。我把孩子带走。我送给你这孩子。我把孩子接走, 尘土的归于尘土。看到我被钉子钉的手了么？在那一刻, 在那充满罪的地方, 我的恩慈盖过罪。我是主, 我把孩子带走了。我赢得胜利。我总是赢。

我的双手仍然张开。为你而开。不要怀疑。你的家庭因我的血连在一起并且我们很快会面对面的在一起。' "

耶稣是接生者

琳恩·玛丽·戴维斯 堕胎康复艺术工作室

第二天——艺术工作室
你需要在每个参与者的地方放上：
画刷
一碗水
2 个纸板调色板（每种颜色大概硬币大小）
棕色, 紫色和蓝色在一个色板上
白色, 黄色和粉红色在另一个色板上
纸巾折好放在画架旁以便擦掉多余的颜色

开始:（引号里的话是在引导参与者在艺术工作室作画时说的话.）"耶稣"
（或你可说"父, 子及圣灵"）,"他在开始时就知道结果" 这句话已经在屏幕上了。

圆毛笔系列:
先给手上色。想象他正在此刻接受你。他的双手伸出来邀请你来加入他并考虑着经文'你们来, 我们一起辩论...'那是欢迎之手。他们为你伸向你, 渴望你的友谊。

"然后给手上或手腕上的洞上色。想着罪已经在髑髅地耶稣受难那天付清。即使他被钉在十字架上时, 他在切切思想你和你的孩子。
"考虑爱的代价"

平刷毛笔系列:
"下一步是给画布下方上色, 用棕色代表地球, 世界。"
"用1号平刷把画布底部涂成棕色. 提醒自己我们"身体"从土而来, 但是我们天上的父已把生命注入到我们的身体。"

"现在你可以使用任何颜料组合, 并开始从下往上通过基督救赎的手画上紫色, 粉色, 金色和白色。你此刻正在协助他重演那一刻真正发生的事。移动孩子, 送走孩子, 往上画, 想象孩子的灵魂已被耶稣的手接住——正如他所说的发生。放下棕色颜料, 那代表世俗的, 和属世的, 我们现在把焦点放在他的真理上——记得在那一刻恩慈更丰盛——往上画, 经过他的手, 往上画上灵与魂。"

"在你把孩子送到耶稣的手上之后, 用颜色暗示性别（粉红代表女孩, 蓝色代表男孩）并画几个圆形代表孩子休息的地方。在你画这些的时候, 神会向你展示现实。让他跟你说话, 帮助你。"

"最后——你可以画天堂的光芒——用钻石, 亮钻石等贴成闪闪发亮的孩子的名字等等。当你完成后, 后退一步看看你的画——注意耶稣的手仍然向你张开。并不在远处——也不在别处, 而是现在就在你心上, 今天就在你心上。今天永远是救赎的一天——就是今天! 阿门!"

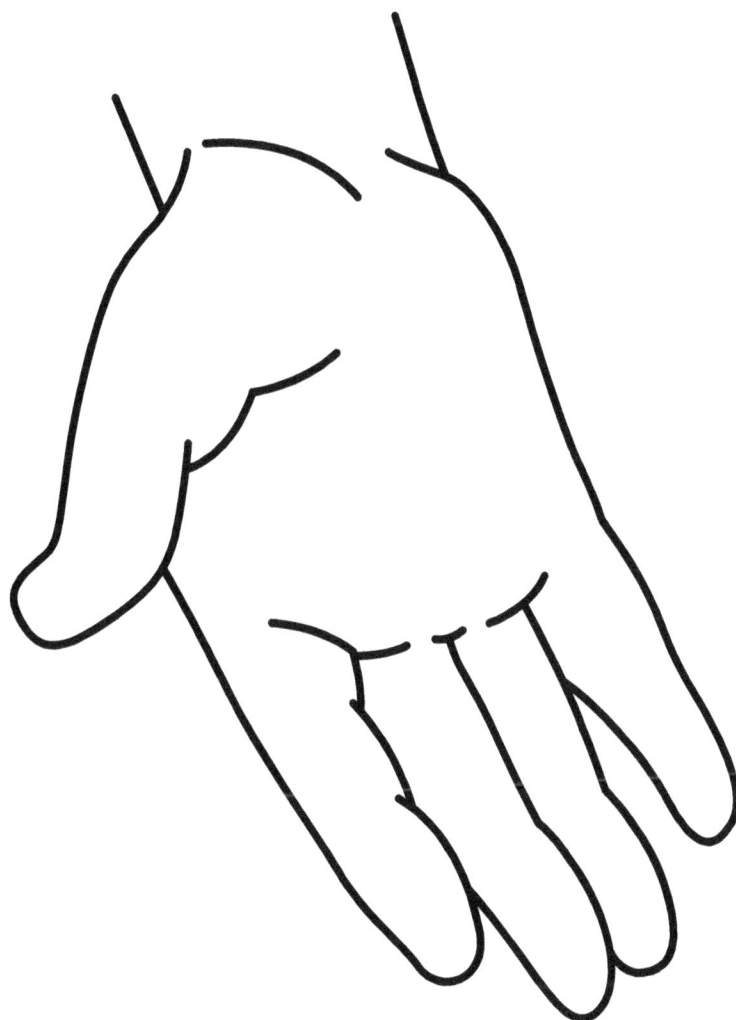

右手模式(当面对油布时,把手放在油布的左边) 耶稣是
接生者艺术工作室
艺术家:林恩·玛丽·戴维斯
盖恩斯维尔, 佐治亚
版权所有:真理概念国际机构, 2011

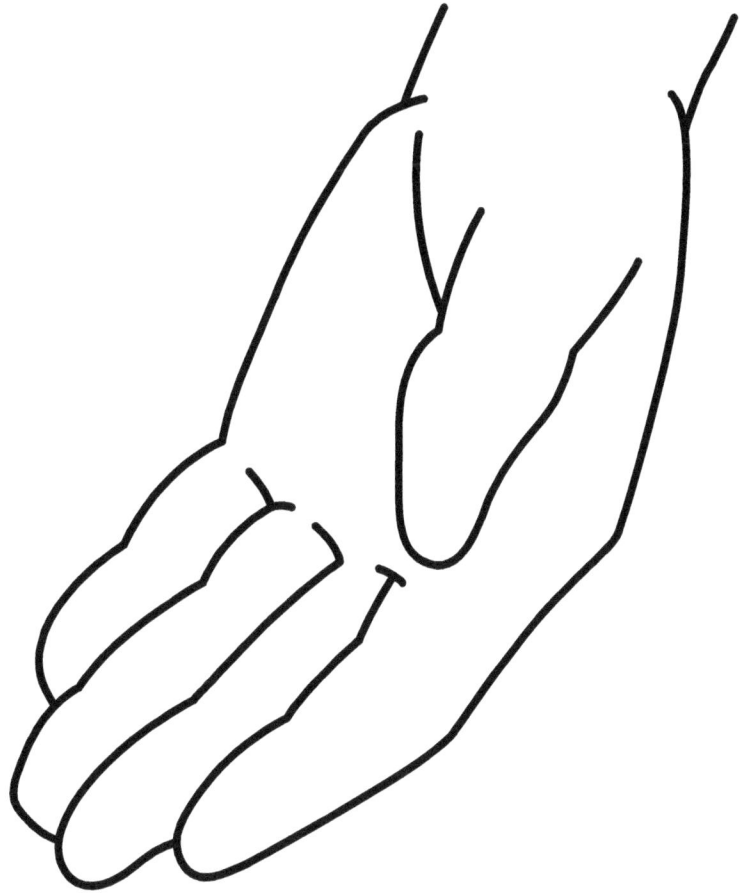

左手模式(当面对油布时, 把手放在油布的右边) 耶稣是接生
者艺术工作室
艺术家:林恩•玛丽•戴维斯
盖恩斯维尔, 佐治亚
版权所有:真理概念国际机构, 2011

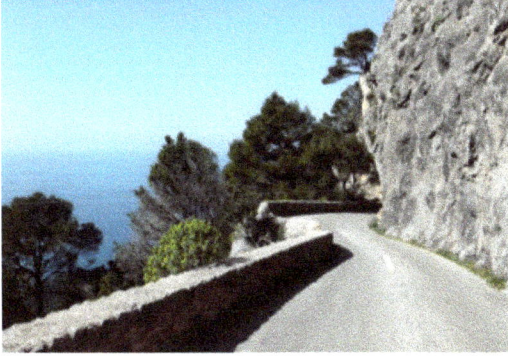

第九章
继续旅程

在1979年我(米莉)犯了一个错误,采用了医生的建议做了人工流产,结束了7个星期的怀孕。我丈夫和我永远会对结束我们女儿吉儿·艾利森的生命后悔。我们否认这个事实超过12年,戴面具,找理由,使这件事合理化,并尝试以基督徒的方式生活,然而问题总是存在。我们终于有一天听到有人见证神的恩慈,爱和宽恕,那些话给我们力量揭下我们的面具并面对它。我们不得不承认罪,请求原谅,经历生气,原谅别人,接受神的宽恕(原谅自己),悲伤并纪念我们的宝贝女儿——**和你在这旅程中完成的每一步一模一样。**

但是记住是神恩慈的见证鼓舞我们寻求帮助。你的见证将会成为你摆脱过去堕胎的困扰而获自由的证据。见证一词来自拉丁文"test-a-ment",意思是确实的证据。耶稣是个"见证"或是神与人的圣约,因为耶稣以人的形式来到人间。(韦氏在线字典)他"见证"了神!通过耶稣基督,当神的灵住我们里面时,我们也是神的见证。我们每个生命都是一个见证,一个圣约,一个恩慈和真理的有形的明证。约翰福音1:14说,*"道成了肉身,住在我们中间,满有恩典和真理。我们见过他的荣光,正是从父而来的独生子的荣光。"*

"羞愧是最终的消声器。"我引用这句话很多年因为在我的生活中它是如此正确。只要我对堕胎的羞愧保持沉默,我心灵的敌人就会使我远离履行神已为我们做的计划。神对我们的痛是有计划的。罗马书8:28说,"我们晓得万事都互相效力,叫爱神的人得益处,就是按他旨意被召的人."因而,在继续这次旅程中,你会遇到一些你感到羞愧并试着退缩的时刻。在这些时候你必须记住内疚感是我们承认自愿堕胎,或不得已选择堕胎的罪所必需的,更何况你确实做了那件事!内疚只是简单的说,"我犯了一个错误。"如果你是被强制堕胎的,那不是你的错。然而,羞愧是伪内疚是谴责。羞愧说,"我是一个错误!"所以,假如或者当这种情况发生时,你一定想驳斥这个谎言并打青这魔鬼的眼!怎样做?用你的生命见证神的恩慈!

对有些人来说, 本次学习的结束将是他们结束不安和痛苦的一次庆祝并是他们学习用新的方法来对待痛苦和过去的一个开端。赞美我们的主耶稣在我们的生活中为我们疗伤! 对别人来说, 这不仅仅是治疗和学习新的方法来回应过去, 也是另一个旅程的开始。神会召唤你继续一个非常独特的个人布道。

我们极力主张刚刚结束这次学习的男女学员, 不要急于在公共场合过早的, 或过多的分享他或她的经历。有治疗经历的男人或女人应该能够在他们感到适合, 而不是强迫的时候分享他们的故事。我们鼓励他或她忍住, 慢下来, 祈祷, 并计算得失。当他们准备好了, 我们会尽我们所能的支持和鼓励他们。

我们的见证很有力量! 神会用你在他的时间里, 以爱的方式分享你的见证, 以显现他的荣耀, 并给他人前行的应许——不管是以一对一的形式还是面向联合国大组范围的分享。就如, 涟漪效应或早期教会的倍增效应! 我们相信在一个人堕胎后经历恩惠, 怜悯, 爱和宽恕之后, 他或她将愿意与别人分享。不管是私人的还是公开的, 他们会愿意见证神为他们所做的! "弟兄胜过它, 是因着羊羔的血, 也因着自己所见证的道..." (启示录12:11)

你被召唤了吗? 弥迦书6:8 说, "世人哪! 耶和华已经指示你什么是善, 他向你所要的又是什么; 无非是要你行公义, 好怜悯, 谦虚谨慎与你的神同行。" 所以, 无论如何... 行公义, 好怜悯, 谦虚谨慎地与神同行。他会在他的时间里引导。但是关键是聆听和顺从。

我们把本章命名为继续旅程因为我们都将从现在起接受治疗直到永生, 直到我们遇见耶稣和面对我们的孩子。是的, 我们可以治愈到能帮助他人, 不再后悔, 不再受羞愧, 能充满激情的分享道以至让他人加入到我们中来, 开始他们的旅程, 并帮助他人治疗! 朋友, 那是这次旅行的最终延续。 所以, 下定决心并接受鼓励吧!

1.　　　见116页。读罗马书15:13, 并为自己和他人写一个祷告。

2.　　　见116页。在约翰福音15:9-12, 耶稣解释了我们怎样继续这次旅程。基于他的建议, 留住这样的爱, 你怎样做才能常在他的爱里呢? 结果将会是什么?

115

罗马书15:13

13但愿使人有盼望的神,因信将诸般的喜乐、平安充满你们的心,使你们藉着圣灵的能力大有盼望。

约翰福音15:9-12

9我爱你们,正如父爱我一样;你们要常在我的爱里。**10**你们若遵守我的命令,就常在我的爱里,正如我遵守了我父的命令,常在他的爱里。**11**这些事我已经对你们说了,是要叫我的喜乐存在你们心里,并叫你们的喜乐可以满足。**12**你们要彼此相爱,像我爱你们一样;这就是我的命令。

3. 当你感到你准备好和别人谈论你堕胎经历的这个秘密, 问自己以下几个问题：

    a）分享我的见证的动力是什么？

    b）我为什么想告诉这个人？我希望实现什么？

    c）我能实现吗？

    d）除了我希望的结果外, 我为不同的结果作好准备了吗？

    e）我将有能力接受不同的结果吗？

回答以上问题以后, 向神祈祷并请求他的许可和指点。找一个安静和平静的时刻, 做好会面的准备。做好给他人说 *"我有一些重要的事和你说"* 的准备。

你可能也想建议他们如何回应你的。 *"我将和你分享一些非常私人的事因为我相信你并感到如果你知道我这事会对我们的关系更好。我请你记住对我来说这是很难启齿的。如果你对我所说的事很生气或很伤心, 我请你回答我之前先想清楚。我希望当我说完以后, 你会重新确定你对我的爱。"*

只在小孩子主动询问时, 才告诉他们这事, 给他们一个与其年龄相符的回答并给出中肯的细节。对8-10岁的孩子, 一个好的合适的回答例子如：*"是的, 妈妈肚子里有过一个宝宝, 她在她出生以前死了。"*

我记得我们的一个志愿者祷告什么时候告诉她十几岁的儿子。她祈祷后, 不仅神为她做好准备, 也为她儿子做了准备！她信任神, 神也精心安排了这个事情。告诉她儿子帮助她, 并帮助了儿子理解生命的意义。同时, 如果你的父母不知道堕胎这件事, 这也会帮助他们理解发生了什么事。

这里有一个充满爱的例子, 对一个在女儿堕胎这件事上对自己的角色不后悔母亲可以这样说: "妈妈, 一个圣经学习班正在帮助我在堕胎这件事上在神那里找到平安。我认识到我需要请求您的原谅, 原谅我选择了性行为, 并把你推到为我选择堕胎的位置。你会原谅我么？"

对一个不后悔的母亲不应该说的例子是, "你记得我15岁时, 你迫使我堕胎那件事么？我原谅你了。"还记得在第一章里我们说过虽然每个人的故事不同, 但它们都有共同的脉络吗？然而, 对每个个体情况来说每个分享的情形都是不同其他人的。

4. 写下你脑海中出现的任何人的名字, 可能有一天你会和他分享你堕胎的经历以及治疗旅程。

是你需要做计划的时候了；那些没有计划的人, 是注定要失败的。在一个辅导过程中, 计划是帮助我们向目标前进的说明书。在旅程开始时我们问: "*我在哪里？*"然后是"*绘图者*", 并置旅程同伴"*慰籍和否认*"其后。对付生气, 内疚, 和抑郁, 直到我们用手接受宽恕。我们经历了因神的恩慈而受到的自由并在沿路放下那些我们紧紧拽住会拖我们后腿的负担。现在, 我们继续我们的旅程, 神也必定会对我们忠实。他会完成他一开始就投放在你身上的工作——他曾发誓过！"*我深信那在你们中间开始了美好工作的, 到了基督耶稣的日子, 必成全这工作。*"(腓立比书1:6)

在你的计划里, 你也需要努力地(彼得后书1:5) 做很多日常思考, 阅读圣经, 祈祷, 和休息！但是记住, 我们有天堂的主宰为我们祈祷！并且, 由于耶稣是**唯**一的神-人, 他是神和人之间唯一的中保。(提摩太前书2:5) 但是这并不是说我们不能或不应该请我们的基督徒朋友和我们一起祈祷以及为我们祈祷(提摩太前书2:1-4), 包括那些完成洁净在天堂的基督徒们。雅各5:16 说: "*...义人祈祷所发出的力量, 是大有功效的。*" 奥利, 一个早期教会教主是这样说的, "*不仅仅是神父(基督) 他一个为那些认真祷告的人祈祷, 而且还有天使们...还有那些已逝的圣徒们的灵也在祈祷。*"(祷告11 **A.D.**233) (亚历山大的奥利) 鼓起勇气并寄予希望吧！我们的孩子是支持我们的！他们在天堂的看台上激励我们继续本次旅程。马太福音18:10说, "*你们要小心, 不要轻视这些小弟兄中的一个。我告诉你们, 他们的使者在天上, 常常见到我天父的面。*"

最后一个提醒，一旦你完成康复计划，以及符合康复概念旅程建导师培训要求，就有机会利用你的天赋在堕胎康复布道领域出力。我们是一个由圣父，圣子，圣灵领导旅程的有很多兄弟姐妹的团体。我们之间有很强的纽带。我们理解并爱对方。我知道本布道的每个领域都可能因你的服务而得到提升。因为你也曾有此经历，你可能会和未计划怀孕处境的父亲或母亲有同感。你可以挑战青少年和单身成年人生活的性健康和诚实性。你可以坐下来陪陪那些为自己过去堕胎而悲伤的人，因为你，也有过悲伤。

神希望揭露并用于他的荣耀的事情就是！那些发生在我们生活中最尴尬或最令我们羞愧的事！歌林多后书1:3, 4说：*"愿颂赞归与我们的主耶稣基督的父神，就是发慈悲的父，赐各样安慰的神。我们在一切患难中，他就安慰我们，叫我们能用神所赐的安慰去安慰那遭各样患难的人。"* 只有你和神能决定你是否被召唤去做堕胎康复布道。

请打电话或发邮件给我们并让我们知道神是怎样引导你的。同时我们也非常感谢你如果你愿意填本书末123页的未来参与活动表。我想鼓励你去我们的网站**www.nationalhelpline.org**看看，那里有各种各样的资源和有用的信息。我们的工作人员每周7天每天24小时随时为你服务。你可以随时打免费电话**866.482.LIFE.** 请记住，堕胎之后这里会有恩慈和平安！

继续旅程

米莉·蕾斯，教育硕士，持证心理咨询师
创建者/董事
真理概念国际机构
870.238.4329
电子邮件：info@conceptsoftruth.org

真理加油泵：

"愿那赐盼望的神,因着你们的信,把一切喜乐平安充满你们,使你们靠着圣灵的大能满有盼望。" **罗马书15:13**

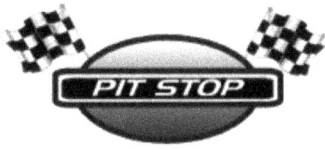

总结问题:为继续旅程写个计划。

我的旅程

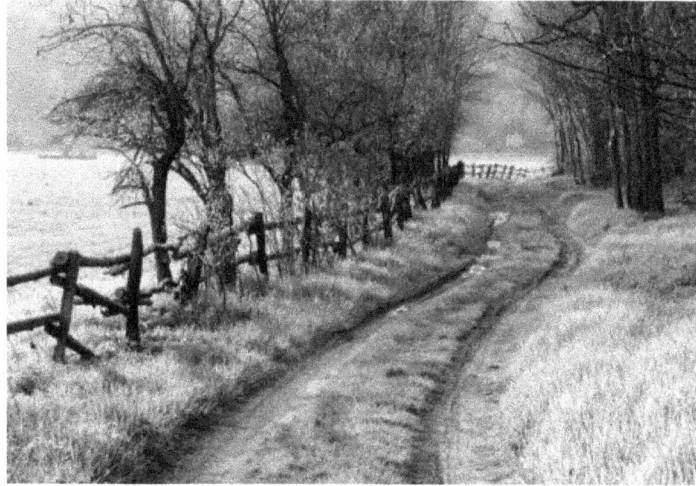

"生活不应该是一次打算带着漂亮的保存完好的身体平安到达坟墓的旅程, 相反, 要全力以赴, 彻底用完, 完全磨损, 并大声呼喊...

' 哇! 多好的行程! 感谢你, 主! ' "

——贝丝·摩尔

未来参与活动表

为和我们保持联系, 请考虑参与以下重要的支持领域;

o 把你的地址列入我们的邮寄列表。

o 成为祷告伙伴。

o 加入尊重生命周年纪念服务组织。

神把我们聚在一起带给我们这段特殊的时间, 我们已经看到他成就的美好的事情。请向神祷告他为你设计的下一步是什么。

（请划出你感兴趣的任何一项）

o 真理概念的志愿者;   比如, 当地辅导员, 行政助理

o 堕胎康复国际热线兼职工作人员

o *旅途康复概念* 小组的建导员, 协助建导员

o 特别活动（分享自己的故事活动）

姓名: _____

地址: _____

城市/省/邮编 _____

电话: _____家

_____手机

电子邮箱: _____

请把此表寄回到: Concepts of Truth International
P.O.Box 1438
Wynne, AR 72396
电话:870.238.4329

引用

(n.d.) .Retrieved April 14, 2011, from http://www.oxytocin.org/oxytoc/love-science.html.

Anne Stevens, M.P.(2002) .Maternal and Fetal Microchimerism:Implications for Human Diseases. American Academy of Pediatrics .

Concepts of Truth, I.(n.d.) .Retrieved January 15, 2011, from National Helpline for Abortion Recovery:http://www.nationalhelpline.org

Davis, L.M.(2009) .Artist, www.lynnemariedavis.com.Jesus Delivers .Gainsville, Georgia: Concepts of Truth, Inc.

Demoss, N.L.(n.d.) .reviveourhearts.com.Retrieved February 14, 2011, from reviveourhearts. com:http://www.reviveourhearts.com/pdf/uploads/TheHeartGodRevives.pdf

Dictionary, M.-W.(n.d.) .Merriam-Webster Online Dictionary.Retrieved February 5, 2011, from Merriam-Webster Online Dictionary:http://www.merriam-webster.com

Ellis, A.(n.d.) .albertellisinfo.com.Retrieved February 14, 2011, from albertellisinfo.com: http://www.rebt.ws/REBT%20explained.htm

Family, F.o.(n.d.) .downloads/Heartlink.Retrieved February 14, 2011, from focusonthefamily. com:http://www.focusonthefamily.com/downloads/heartlink/pdf/firstninemonthsbook.pdf

Koerbel, L.F.(1997) .Fitting the Pieces Together.Atoka, TN:Post Abortion Ministries (P-A-M) .

Kubler-Ross, E.(1969) .On Death and Dying.Simon & Schuster.

Lang, B.(n.d.) .The Bible Study.Retrieved from bibletopics.com:http://www.bibletopics.com

Lucado, M.(1995) .The Inspirational Study Bible.Word Publishing.

McGee, T.S.(1990 2nd Edition) .Search for Significance.Houston, TX:Rapha Publishing.

Names, B.B.(n.d.) .biblical-baby-names.com.Retrieved February 12, 2011, from biblical-baby-names.com:http://www.biblical-baby-names.com

Philosophy, I.E.(n.d.) .Origen of Alexandria.Retrieved February 13, 2011, from Internet Encyclopedia of Philosophy:http://www.iep.utm.edu/origen-of-alexandria/

Piper, J.(2009) .American Association of Christian Counselors.The Praise of the Glory of His Grace.Nashville, TN:AACC.net.

Pleasant White, P.(n.d.) .Legend of the Tear Jar.Retrieved September 2008, from webhealing. com:http://www.webhealing.com/articles/tearjar1.htm

Smith, H.E.Love Lifted Me.Heavenly Highways Songbook.Brentwood - Benson Music Publishing, Nashville, TN.

Terry Selby, M.A.(n.d.) .Abortive Woman's Thinking System.Wynne, AR:Concepts of Truth, Inc. modified to include men.

The Names of God Series.(n.d.) .Retrieved February 14, 2011, from preceptaustin.org: http.//www.preceptaustin.org

真理概念国际机构和堕胎康复国际热线
各地地址

Bev McGraw, MSE **
Magnolia Pines
901 S.Cleveland
Wynne, AR 72396
870-238-6300

Odell McCallum, MSE **
First National Bank
1714 Oakdale Lane
Wynne, AR 72396
870-238-8904
870-238-2361 work

George Conner III, MD **
Forrest City Family Medical
260 SFC 471 Forrest City, AR 72335
870-633-1351
870-633-1256 work

Diane Pagan **
P. O. Box385
Wynne, AR 72396
870-588-1280

Bill Morgan**
19 CR 715
Wynne, AR 72396
870-238-3690

Father Ed Graves *
St.Peters Catholic Church
P O Box 517
Wynne, AR 72396
870-238-2613

Dr.Matt Pearson
Wynne Baptist Church
PO Box 874
Wynne, AR 72396
870-238-3271

Pastor Tom Sawyer
Middle Sandy EPC
PO Box 153
Homeworth, OH 44634
330-525-7840

Dr.Thomas Lindberg
First Assembly of God
8914 River Meadow Drive
Cordova, TN 38018
901-843-8600

Esther Witcher, CPA
P O Box 306
Wynne, AR 72396
870-238-3245

Father Frank Pavone
Priest for Life
PO Box 141172
Staten Island, NY 10314
1-888-PFL-3448

Dr.Rex Horne, Jr., President
Ouachita Baptist University
410 Ouachita St.
Arkadelphia, AR 71998
1-870-245-5000

Bishop Anthony B.Taylor
Diocese of Little Rock
2500 North Tyler St PO Box 7565
Little Rock, AR 72217
501-664-0340

Peggy Hartshorn, Ph.D., President
Heartbeat International
665 E.Dublin-Granville Rd.Suite 440
Columbus, OH 43229
614-885-7577

**真理概念国际机构董事会成员
* 咨询委员会成员

众人的评论...

"真理概念国际非盈利机构关注神圣的生命从子宫到坟墓。许多生命通过这个布道得以改变，我也非常荣幸成为布道中一员。"

牧师 卢斯提·布兰，神的第一集会 西孟菲斯，阿肯色州

"最重要的是，对我个人来说，也是我最喜欢真理概念的地方是他们信奉耶稣基督福音。那也是他们所在每件事的中心。"

马特·皮尔逊 博士，怀恩浸信会，怀恩城，阿肯色州

"真理概念国际对现在的教会来说是个幸事。我们的国家继续生活在否认中，好像堕胎不会有伤害，但是我们周围，在我们教会里有千百万受伤的人存在。我曾在没有多少资源的情况下陪我教会的一员做过康复治疗，他现在是国际热线的一员。真理概念国际的资源使治疗更容易。"

牧师 汤姆·索耶，桑迪中部基督教长老教会，洪孟尔斯，俄亥俄州

"如果一个人在堕胎之后正在经历迷茫，痛苦，或煎熬，能够联系一个一周7天 24小时热线的人，他曾有相同感受但是现在已经治愈并能为他人提供希望和实际帮助，这是多么有幸的事。国际康复堕胎热线为你提供唯一的可能。"

佩吉·哈特小恩博士，心跳国际，哥伦比亚，俄亥俄州

"我赞赏你的工作并支持有关生命的刊物。生命在任何形式下都是个奇迹，也是很美好的祝福，在生命里我们可以看到神对所有人的爱。我非常乐意支持你的工作。"

安东尼·泰勒，小石城教区主教，小石城，阿肯色州

康复概念 旅程 周末小组计划

星期五

3:00	**注册** ／ 在室内
3:30 - 5:30	**引导** 小组原则，分享故事和讨论 第一章 我在哪里？
5:30 - 6:30	**晚餐**
6:30 - 8:00	**讨论** 第二章 绘图者
8:00 - 8:30	**甜点**
8:30 - 10:00	**学习** 第三章 旅伴:慰籍和否认

星期六

7:30 - 8:30	**早餐**
8:30 - 10:00	**讨论** 第三章 旅伴:慰籍和否认
10:00 - 12:00	**学习** 第四章 生气的路障
12:00 - 1:00	**午餐**
1:00 - 2:30	**讨论** 第四章 生气的路障
2:30 - 3:30	**学习** 第五章 接受原谅
3:30 - 5:30	**讨论** 第五章 接受原谅
5:30 - 6:30	**晚餐**
6:30 - 7:30	**学习** 第六章 抑郁之谷
7:30 - 8:00	**甜点**
8:00 - 8:30	**为艺术工作室做准备**
8:30 - 10:00	**讨论** 第六章 抑郁之谷和蒂莉 DVD

星期天

7:30 - 8:00	**早餐**
8:00 - 9:00	**学习** 第七章 神背着我们走
9:00 - 10:00	**讨论** 第七章 神背着我们走
10:00 - 11:00	**学习** 第八章 放手
11:00 - 12:30	**讨论** 第八章 放手
12:30 - 2:00	**午餐，休息和为追思活动着装**
2:00 - 3:00	**纪念活动**
3:00 - 4:00	**甜点，评估,结束**

备注:在本周后两个星期内为后续的电话会议或支持小组会议安排第九章。关于周末计划,参与者应该在计划开始之前完成第一第二章。关于周内计划,小组会议加上纪念活动共9周。讨论将在小组进行。在个人房间学习。

旅程 康复概念 评估表

日期＿＿＿＿＿＿＿＿＿＿＿ 请画圈 M 代表男性, F 代表女性: M F
地点＿＿＿＿＿＿＿＿＿＿＿＿＿＿＿＿＿＿＿＿＿
小组建导师姓名＿＿＿＿＿＿＿＿＿＿＿＿＿＿＿＿＿＿
助理建导师姓名＿＿＿＿＿＿＿＿＿＿＿＿＿＿＿＿＿＿
观察员/学员姓名＿＿＿＿＿＿＿＿＿＿＿＿＿＿＿＿＿
请写一个周末治疗体验的整体摘要。如果你允许我们使用你的评价, 在此签名＿＿＿＿＿.

为项目评分. 在你的所选项里划X	一般	好	很好
1. 根据完成的周末活动, 在我对周末活动所陈述的目标中, 就自己主要问题得到帮助			
2. 完成旅途 康复概念后, 我会向别人推荐这个项目			
3. 完成这个项目后, 我更了解自己堕胎后的康复需要			

为建导师评分. 在你所选的框框里划X	一般	好	很好
1. 建导师在有关领域知识渊博			
2. 建导师用可理解的方式分享信息			
3. 建导师对小组持有关心的态度			

真理概念机构的作者和创建者

首先, 作者是耶稣基督！在遇到一个8岁的男孩不明白约翰福音1:1 之后, 耶稣在我心里产生了真理概念。我想教孩子们理解神的话的激情诞生了真理概念！

在1997年, 我已经为初级圣经小测验的问题加上音乐做了好几年了, 磁带也正在制作中。我记得当时我和我丈夫, 儿子们站在餐厅电脑处为这个布道想名字。已制好的磁带叫"翁翁的旋律", 但是它并不像一个适合这个布道的名字。在围绕"真理"讨论几个小时之后, 我大儿子说,: "真理概念怎么样？"立刻, 我们都喜欢这个名字！既然这布道的基础是神的话语, 我们感到我们找到了完美的名字。我们开始搜索并发现在阿肯色州没有别的真理概念, 于是我们决定申请注册商标。真理概念在1998年3月成立, 当时是一个小小的初级圣经小测验的磁带布道, 继而在2001年成为专业咨询和孕期保健中心。我们的目的是以各种可能的方法和形式提供耶稣基督福音, 包括但不限制于, 提供堕胎康复全国热线, 咨询, 唱歌, 教学, 个人见证, 磁带及录像产品。**我们的目标是帮助我们的国家和世界认识到耶稣基督是救主, 治疗堕胎的伤痛, 并对当今及子孙后代教导性的诚实。我们的任务是分享神有关生命的真理, 满足客户情绪的, 身体的, 及精神上的需求, 不管那是一次危险的怀孕或是其他涉及到某人一生的思想, 行为, 或人际关系情况, 并培训个人使其能继续和下一代分享神的真理**。真理概念国际公司是一个以基督教信仰为基础的, 501 C-3, 非营利性机构, 专业咨询和怀孕保健中心, 它带给你不同的生活。

我们提供专业咨询, 怀孕保健服务, 和公立学校性健康课程, 并有国际堕胎康复热线 **866-482-LIFE**。由于堕胎后的伤害治疗是个巨大未触及的布道领域, 堕胎康复国际热线, 就成为真理概念的工作重心。所有的电话都是免费和保密的。数据被用于电视节目面对堕胎和纪录片。数据也被很多书, 小册子和网站为堕胎康复引用。国际堕胎康复热线不仅仅是个转诊源。我们为来电者提供到世界各地堕胎康复中心的转诊, 邮件资源, 并提供后继支持直到来电者度过堕胎的悲伤并有能力帮助别人。

国际热线接到来自50个州, 加拿大, 波多黎各, 欧洲, 迪拜和日本来电。我们给与来电者肯定生命的观点来扩宽他们的视角和价值观, 以给他们力量来选择生命。选择生命包括救赎未出生的婴儿, 治疗堕胎后的伤痛, 领养, 以及新的和更新的精神生活。

> *"任何接受堕胎的国家是贫穷中最贫穷的国家。"*
>
> ~妈妈 特蕾莎

www.ingramcontent.com/pod-product-compliance
Lightning Source LLC
Chambersburg PA
CBHW051556030426
42334CB00034B/3457